新 要点チェック

歯科技工士国家試験対策

新出題基準準拠

1

歯科技工と歯科医療

歯科技工管理学

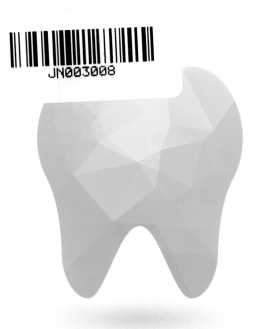

JN003008

医歯薬出版株式会社

序

2015年までの歯科技工士国家試験は厚生労働省から各都道府県に事務委託され，都道府県単位で実施されていたが，歯科技工士法の一部改正により，2016年から全国統一国家試験となりました．それまでの経緯を思い返してみると，歯科技工関係者にとって非常に感慨深いものだと思います．関係者各位のご尽力に，改めて深甚なる感謝の意を表します．

これから国家試験を受験される方にとっては，「全国統一」歯科技工士国家試験は当たり前のことのように感じられるかもしれませんが，そこに達するまでに長い時間を必要としたことを忘れてはなりません．

さらに，2019年からは教育の大綱化が行われ，またこれまでの時間制から単位制に移行しました．これによって，各学校において学校独自のカリキュラムが導入されています．

本書は，2020年度の歯科技工士国家試験から適用される新出題基準に対応できるように，1986年からの「注解歯科技工士国家試験問題集（第1版〜第4版）」，1999年からの「新編　注解歯科技工士国家試験問題集（第1版〜第2版）」，2012年からの「新　注解歯科技工士国家試験問題集」，そして2016年からの「要点チェック」シリーズの内容を一新して刊行するものです．これまでのシリーズの優れた点を継承し，さらに改善を加えて，国家試験対策はもちろん，日々の学習においても知識の整理ができるように配慮を施しました．また，付録の赤シートで文字を隠せるようにすることで，より効率的な学習が可能となるようにしました．

今後も時代に合った内容の見直しや改訂を行い，少しでも本書が学生や国家試験受験生の役に立つことを期待してやみません．

2020年4月

関西北陸地区歯科技工士学校連絡協議会

会長　作田　　守

科目担当編集委員　山中　宏之（主担）

嶋本佳代子，樋口　鎮央

平井　　稔

1. 「知識の整理と重要事項」の利用の仕方

　本問題集は歯科技工士国家試験対策を効率よく行えるよう，「2019年版　歯科技工士国家試験出題基準」に基づき全体の構成を考えてある．基本的に，各章のタイトルは出題基準の大項目，大見出し（例：　A　基準平面　）は出題基準の中項目，中見出し（例：**1. 咬合平面**）は出題基準の小項目に対応している．したがって，本問題集に取り組むことで，国家試験の出題範囲をひととおりマスターすることができる．

　文章中，図表中の重要な語句については，付属の赤シートをかぶせることで消えるような色になっている．重要事項の確認に活用いただきたい．

2. 「一問一答」の利用の仕方

　問題文中の重要語句と解答は赤シートで消える色とした．ページの左側と右側のそれぞれを赤シートで隠すことで，両方向から問題に取り組むことをおすすめする．

　（例）　問　外力を取り去っても，永久ひずみが残る性質は　　答　塑性
（解答を隠した場合）
　外力を取り去っても，永久ひずみが残る性質は　→　（　？　）
（問題文を隠した場合）
　塑性とは　→　外力を取り去っても，（　？　）が残る性質

3. チェック項目リスト（索引）の活用

　重要項目については巻末のチェック項目リストで自己点検ができるようチェック欄（□）を設けた．試験直前の重要項目の再点検に活用してほしい．

目　次

歯科技工

📖 知識の整理と重要事項

歯科医療

1. 医 療

医療とは，医術（治療技術）によって傷病を治すことである．

1）日本における医療

日本医師会は，2001年に発表した「医療改革を実現するために―日本医師会の提言―」のなかで，医療の基本的あり方について次のように記している．

医療とは，傷病によって健康が阻害され，ときに生存をも脅かす根源的な苦痛や不安を持つ病者に対し，それらを癒し，救済するための知識・技術経験を有する者が，病者の健康を願い，生命を尊重することを第一として行う人間的な活動を原点とするものである．

また法律においては，医療法第1条の2で医療の要件が定められている．

医療は，生命の尊重と個人の尊厳の保持を旨とし，医師，歯科医師，薬剤師，看護師その他の医療の担い手と医療を受ける者との信頼関係に基づき，及び医療を受ける者の心身の状況に応じて行われるとともに，その内容は，単に治療のみならず，疾病の予防のための措置及びリハビリテーションを含む良質かつ適切なものでなければならない．

2. 歯科医療

歯科医療とは，口腔および顎顔面領域の疾病・異常を治癒し，形態および機能を回復するため，あるいは疾病の予防を図り健康を保持・増進するために，これらの領域に行う医療行為のことである．

1）歯科医療の特異性

① 人体で最も硬く，再生力のない組織を取り扱う．
② 多種多様の人工材料によって形態，機能の回復を図る．

③ 形態，機能の回復と併せて審美性を考慮しなければならない．

④ きわめて精度の高い技術・能力が要求される．

⑤ 複雑な動きをする口腔，顎が治療の対象である．

2) 歯科医療の目的

① 歯の痛みの緩和

② 口腔疾患の制止・抑制・除去

③ 口腔諸機能の回復と保全

④ 審美性の改善

⑤ 口腔疾患の予防

歯科技工

1. 歯科技工の定義

「歯科技工」とは，特定人に対する歯科医療の用に供する補てつ物，充てん物又は矯正装置を作成し，修理し，又は加工することをいう（歯科技工士法第2条）．

> ●歯科技工にあたらない行為
> ① 歯科医師が診療中に患者のために自ら行う行為
> ② 診療中の患者以外の者のために製作する行為
> （歯科用材料で製作される患者説明用模型・教材など）

A 歯科技工士の役割

1. 歯科技工士

1) 日本における歯科技工士

日本における歯科技工士国家資格制度は歯科技工士法によって規定されている．歯科技工士の定義については歯科技工士法第2条第2項で規定されている．

「歯科技工士」とは，厚生労働大臣の免許を受けて，歯科技工を業とする者をいう．

厚生労働大臣の免許を受けるためには，歯科技工士法第14条第1〜4項（国家試験受験資格）のいずれかに該当する必要がある．

「業とする」とは，報酬の有無を問わず，反復継続の意思をもって行うことをいう．

歯科技工士国家試験の受験資格についてはp.32を参照．

2) 海外で歯科技工士資格制度のある国

- **ドイツ**：歯科技工に関する技能と理論を実践と教育によって習得する（マイスター制度）.
- **アメリカ**：歯科技工所開業や教育機関就業には米国歯科技工協会（NADL）による資格認定が必要とする州もある.
- **韓国・台湾**：日本と同様の国家資格制度がある.

2. 歯科技工士の業務

歯科技工士の業務は，歯科医療に用いる装置を，物理・化学・生物学的な知識と高度な加工・修理技術をもって製作することである.

1) 歯科技工士の業務独占

特定の資格をもった者だけが業務を行うことができ，無資格者による業務が禁止されていることを「業務独占」という．歯科技工士は業務独占資格であり，歯科医師または歯科技工士でなければ，業として歯科技工を行ってはならない（歯科技工法第17条）.

ただし，歯科技工の製品に影響を及ぼさない単純軽微な行為を歯科医師または歯科技工士の手足として行う場合の補助的業務は許される（昭和31年2月厚生省医政局）.

歯科医業の停止処分（歯科医師法第7条第1項）を受けた歯科医師は，その期間中は歯科技工も行うことができない.

2) 歯科技工士の業務の制限

歯科技工士は，印象採得，咬合採得，試適，装着その他歯科医師が行うのでなければ衛生上危害を生ずるおそれのある行為をしてはならない（歯科技工士法第20条）.

3) 歯科技工指示書・保存義務

(1) 歯科技工指示書

歯科医師または歯科技工士は，厚生労働省令で定める事項を記載した歯科医師の指示書によらなければ，業として歯科技工を行ってはならない（歯科技工士法第18条）．この指示書のことを歯科技工指示書という.

ただし，病院または診療所内において，かつ，患者の治療を担当する歯科医師の直接の指示に基づいて行う場合は，歯科技工指示書は不要である.

(2) 歯科技工指示書の保存義務

歯科技工指示書は，当該歯科技工が終了した日から起算して2年間，保存しなければならない（歯科技工士法第19条）.

4) 秘密を守る義務

歯科技工士は，正当な理由がなく，その業務上知り得た人の秘密を漏らしてはならない．歯科技工士でなくなった後においても同様である（歯科技工士法第20条の2）.

B 歯科技工士の倫理

1. 医の倫理

1) ヒポクラテスの誓い

ヒポクラテス（紀元前5世紀〜4世紀）は古代ギリシャの医者であり,「ヒポクラテスの誓い」は, 患者への献身, 人命の尊重, 患者の秘密保持を中心とした医師の職業倫理である.

> 「倫理」とは, 社会的共同生活を営む人々の相互関係を律するための法則である.

2) WMAジュネーブ宣言

1947年にパリで発足した世界医師会（WMA）が, 1948年にジュネーブで開催した総会において採択した医師の職業倫理規範である. これまでに何度か修正され, 現代のヒポクラテスの誓いとされている.

3) 医の倫理綱領（日本医師会）

日本医師会が策定した「医の倫理綱領」の前文では,「医学および医療は, 病める人の治療はもとより, 人びとの健康の維持もしくは増進を図るもので, 医師は責任の重大性を認識し, 人類愛を基にすべての人に奉仕するものである」と述べられている.

4) 歯科医師の倫理綱領（日本歯科医師会）

日本歯科医師会が策定した「歯科医師の倫理綱領」の前文では,「われわれ歯科医師は, 日頃より歯科医学および歯科医療の研鑽を通じて培った知識や技術をもって, 人々の健康の回復と疾病の予防のために貢献するものである」と述べられている.

2. 歯科技工士の倫理

日本歯科技工士会は,2000年に「歯科技工士の倫理綱領」を策定している.

歯科技工士の倫理綱領

歯科技工および歯科技工学は, 人びとの心身の健康の維持もしくは増進を図るものであり, 歯科技工士は, 口腔保健医療関係者の一員として, その職責の重大性を認識するものである.
1. 歯科技工士は, 歯科技工学の進歩発展に寄与することを責務とし, 生涯を通じて知識と技術の修得に励む.
2. 歯科技工士は, 歯科技工によって社会に貢献できることを誇りとし, もてる職能を余すことなく発揮する.
3. 歯科技工士は, 良質な口腔保健医療の実現を図るために, 医療関係者との緊密な連携のもと相互信頼を築く.
4. 歯科技工士は, 医療専門職としての職責を自覚し, 社会の一員として法規範の遵守と法秩序の形成に努める.

一問一答

歯科医療

問**1** 医療とは

答**1** 医術(治療技術)によって傷病を治すこと

問**2** 歯科医療とは

答**2** 口腔および顎顔面領域の疾病・異常を治癒し,形態および機能を回復するため,あるいは疾病の予防を図り健康を保持・増進するために,これらの領域に行う医療行為のこと

問**3** 歯科医療の特異性は

答**3** ①人体で最も硬く,再生力のない組織を取り扱う
②多種多様の人工材料によって形態・機能の回復を図る
③形態・機能の回復と併せて審美性を考慮しなければならない
④きわめて精度の高い技術・能力が要求される
⑤複雑な動きをする口腔・顎が治療の対象である

問**4** 歯科医療の目的は

答**4** ①歯の痛みの緩和
②口腔疾患の制止・抑制・除去
③口腔諸機能の回復と保全
④審美性の改善
⑤口腔疾患の予防

歯科技工

問**5** 歯科技工士法第2条第1項における「歯科技工」の定義は

答**5** 特定人に対する歯科医療の用に供する補てつ物,充てん物又は矯正装置を作成し,修理し,又は加工すること

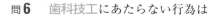

| 問6 | 歯科技工にあたらない行為は | 答6 | ①歯科医師が診療中の患者のために自ら行う行為
②診療中の患者以外の者のために製作する行為（説明用模型の製作など） |

A 歯科技工士の役割

問7	歯科技工士法第2条2項における「歯科技工士」の定義は	答7	厚生労働大臣の免許を受けて，歯科技工を業とする者
問8	歯科技工士の業務は	答8	歯科医療に用いる装置を，物理・化学・生物学的な知識と高度な加工・修理技術をもって製作すること
問9	歯科技工士の業務独占とは	答9	歯科医師または歯科技工士でなければ，業として歯科技工を行ってはならないということ
問10	歯科技工士の業務の制限とは	答10	印象採得，咬合採得，試適，装着その他歯科医師が行うのでなければ衛生上危害を生ずるおそれのある行為をしてはならない
問11	歯科技工指示書の保存年数は	答11	2年間
問12	歯科技工士の「業務上知り得た人の秘密を漏らしてはならない」という義務を定めている条文は	答12	法律：歯科技工士法 条文：第20条の2

B 歯科技工士の倫理

| 問13 | ヒポクラテスの誓いとは | 答13 | 患者への献身，人命の尊重，患者の秘密保持を中心とした医師の職業倫理 |

問 **14** 日本歯科技工会の歯科技工士の倫理綱領の内容は

答 **14** ①歯科技工学の 進歩発展 に 寄与 することを責務とし, 生涯 を通じて 知識 と 技術 の修得に励む

②歯科技工によって 社会 に 貢献 できることを誇りとし, もてる 職能 を余すことなく発揮する

③良質な 口腔保健医療 の実現を図るために, 医療関係者 との 緊密 な 連携 のもと 相互信頼 を築く

④ 医療専門職 としての 職責 を自覚し, 社会の一員 として 法規範 の 遵守 と 法秩序 の 形成 に努める

第 **2** 章　衛生行政

📖 知識の整理と重要事項

法の概念と体系（図1-1）

1. 成立による法の分類

- 実定法：一定の時代と社会において実効性をもつ法
- 自然法：人間の自然的本性を基礎として存立し，時代や場所を超えて普遍妥当性をもつ法
- 成文法：法の規定が文章で表現されている法
- 不文法：文章の形式を備えていない法

2. 内容による法の分類

- 公法：国家と国民との権利関係や公益等，公的な関係を規律する法
- 私法：私人間の権利関係等，私的生活上の関係を規律する法

現代では，公法と私法の総合によって構成される公私総合法も発展してきた．

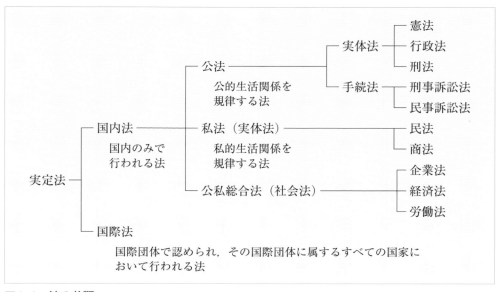

図1-1　**法の分類**

```
                  ┌─実体法：権利義務の発生・変更・消滅等，法律関係の実体を定めた法
                  └─手続法：法律関係の実現の手続きを定めた法
                  ┌─刑事法：国家の刑罰権の行使を規律する法（刑法，刑事訴訟法）
                  └─民事法：民法，民事特別法，商法，商事特別法，民事訴訟法
```

3. 効力などによる法の分類

```
                  ┌─強行法規：当事者の意思いかんに関わらず適用される法（具体例：公法）
                  └─任意法規：当事者の意思によって適用を排除できる法（具体例：私法）
                  ┌─一般法：制限なく広く適用される法（具体例：民法，商法，刑法）
                  └─特別法：特定の人・場所・事項に限って適用される法（具体例：皇室典
                          範，未成年者飲酒禁止法，都道府県条例）
```

4. 法の形式

1）憲　法

国家の統治体制および国民の基本的人権を定める基本法のこと．日本国憲法は，日本国家の基本的事項を定めた最高法規である．

●**日本国憲法の医療に関わる条項**

日本国憲法の条項のうち，医療や衛生行政との関係で特に重要なのは，個人の尊重を謳った第13条と，生存権の保証とそのための社会福祉，社会保障，公衆衛生の向上・増進を定めた第25条である．

第13条（個人の尊重）

すべて国民は，個人として尊重される．生命，自由及び幸福追求に対する国民の権利については，公共の福祉に反しない限り，立法その他の国政の上で，最大の尊重を必要とする．

第25条（生存権の保証）

すべて国民は，健康で文化的な最低限度の生活を営む権利を有する．
2　国は，すべての生活部面について，社会福祉，社会保障及び公衆衛生の向上及び増進に努めなければならない．

2）条　約

国家間または国家と国際機関の間における一定の権利義務を生じさせるような文書による合意．

3）法　律

国の唯一の立法機関である国会により制定される法．

▶**社会福祉，社会保障，公衆衛生**

・**社会福祉**：社会的弱者に国が必要な救援を与える施策
・**社会保障**：国家が社会保険や公的扶助などにより国民の生存権を保証する施策
・**公衆衛生**：国民の健康保持・増進のため病気の予防などを行うこと．感染症対策，検疫など

歯科医療関係者にとって重要な法律には，医療法，歯科医師法，歯科衛生士法，歯科技工士法がある（3，5章参照）．

4）命　令

行政機関により制定される法.

（1）法規命令

国民の権利義務に関する法規範を内容とする命令.

① 政令：内閣が閣議決定を経て制定し，天皇が公布する.

② 府令：内閣総理大臣が発する.

③ 省令：各省大臣が発する.

（2）行政命令

行政事務の分配等に関する命令.

① 訓令：行政機関が所管機関に対し職務運営の基本に関して発する.

② 通達：細目的事項・法令の解釈・運用方針等に関して発する.

③ 告示：行政機関の指定・決定等を一般に知らせる.

5）規　則

立法機関（国会）以外の機関が，その認められた権限に基づいて制定した法.

6）自治法規

地方公共団体が自治立法権に基づいて制定した法.

① 条例：議会が制定.

② 規則：長が制定.

A　意　義

1．衛生行政

衛生とは，「生命をまも（衛）ること」とされている．日本における衛生行政は，憲法第25条を根拠として国民の健康保持・増進を図るため，国および地方公共団体が広く衛生上の見地から行う公の活動である.

明治5（1872）年に文部省に医務課が設置されて以降，衛生行政は主として伝染病を中心に対策が講じられてきたが，現在は新型インフルエンザ，コロナウイルスのような国際的な感染症対策から保健，予防，医療に至る幅広いものとなっている．国民生活を守るための施策の一環として，衛生を取り巻く介護，福祉，年金および教育の分野と関連性をもって施策が推進されている.

1）健康づくり対策

昭和39（1964）年の「国民の健康・体力増強対策」の閣議決定後，健康づくりのための対策が積極的に行われるようになった.

（1）第1次国民健康づくり対策［昭和53（1978）年］

* 国民の生涯を通じた予防・検診体制の整備

歯科以外の衛生行政全般に関わる法律・制度などについては，付章1，2（p.74～88）および付表1（p.89～90）を参照.

- 市町村保健センターの設置と保健師の確保
- 健康づくりの啓蒙活動

(2) 第2次国民健康づくり対策［昭和63（1988）年］（アクティブ80ヘルスプラン）
- 運動習慣の普及対策

(3) 第3次国民健康づくり対策［平成12（2000）年］［21世紀における国民健康づくり運動【健康日本21】］
- 寝たきりや認知症などによる要介護状態でなく生活できる期間（健康寿命）の延伸

(4) 健康増進法［平成14（2002）年制定，平成15（2003）年施行］

栄養改善も含めた国民健康増進，国民保健の向上を目的とした法律である．

(5) 第4次国民健康づくり対策［平成24（2012）年］［21世紀における第2次国民健康づくり運動【健康日本21（第2次）】］
- 健康寿命の延伸と健康格差の縮小
- 生活習慣病の発症予防と重症化予防の徹底
- 社会生活を営むために必要な機能の維持・向上
- 健康を支え守るための社会環境の整備
- 栄養・食生活・身体運動，休養，飲酒，喫煙および歯・口腔の健康に関する生活習慣および社会環境の改善

2）日本とWHO

世界保健機関（World Health Organization：WHO）は，「全ての人々が可能な最高の健康水準に到達すること」を目的として，昭和23（1948）年4月7日に設立された国連の専門機関である．設立以来，全世界の人々の健康を守るため，広範な活動を行っている．日本は昭和26（1951）年5月に加盟し，現在の加盟国は194か国．

世界保健機関（WHO）憲章は，昭和21（1946）年7月22日にニューヨークで61か国の代表により署名され，昭和23（1948）年4月7日より効力が発生した．この憲章の前文において，「健康」は以下のように定義されている．

健康とは，完全な肉体的，精神的および社会的福祉の状態であり，単に疾病または病弱の存在しないことではない．到達しうる最高基準の健康を享有することは，人種，宗教，政治的信念または経済的もしくは社会的条件の差別なしに万人の有する基本的権利の1つである．

日本はWHO加盟国として，保健医療分野の対策に資するべく国際的な情報を入手するとともに，世界の保健課題への貢献も行っている．

健康増進法は平成30（2018）年7月に一部改正（2020年4月施行）され，受動喫煙対策が強化された．

健康日本21（第2次）は平成25（2013）年度から令和4（2022）年度までの10年間の目標を定めたものであり，右記の5つの事項について，具体的な数値目標が設定された．

健康日本21（第2次）は令和5（2023）年まで1年延長された．次期健康づくり運動は，令和6（2024）年度からスタートする予定である．

2. 歯科衛生行政

明治7（1874）年の「医制」公布から始まり，明治39（1906）年歯科医師法が制定されることで歯科衛生行政が整備された．昭和23（1948）年歯科衛生士法，昭和30（1955）年歯科技工法が制定されて歯科3法が揃った．

1）歯科保健対策

（1）ムシ歯予防デー［昭和3（1928）年］

6月4日を歯科衛生思想の普及啓発活動の日と定めた．現在は「歯と口の健康習慣」として6月4日から10日間の期間で実施されている．

（2）8020（ハチマル・ニイマル）運動［平成元（1989）年］

80歳で20本以上の歯を保つことを目的として，日本歯科医師会が提唱している運動である．

（3）歯科口腔保健の推進に関する法律［平成23（2011）年］

歯科口腔保健の推進に関する施策を総合的に推進し，国民保健の向上に寄与することを目的として制定された．第4条では，歯科技工士を含む歯科医療従事者の責務が定められている．

> 歯科医師，歯科衛生士，歯科技工士その他の歯科医療又は保健指導に係る業務に従事する者は，歯科口腔保健（歯の機能の回復によるものを含む）に資するよう，医師その他歯科医療等業務に関連する業務に従事する者との緊密な連携を図りつつ，適切にその業務を行うとともに，国及び地方公共団体が歯科口腔保健の推進に関して講ずる施策に協力するよう努めるものとする．

（4）歯科口腔保健の推進に関する基本的事項［平成24（2012）年］

歯科口腔保健の推進に関する施策を総合的に推進するための方針・目標・計画などを定めたものである．下記の5項目について，具体的な数値目標などが定められている．

① 口腔の健康の保持・増進に関する健康格差の縮小の実現
② 歯科疾患の予防
③ 生活の質の向上に向けた口腔機能の維持・向上
④ 定期的に歯科検診または歯科医療を受けることが困難なものに対する歯科口腔保健
⑤ 歯科口腔保健を推進するために必要な社会環境の整備

> 歯科口腔保健の推進に関する基本的事項では，令和4（2022）年度における数値が目標として定められた．

> 歯科口腔保健の推進に関する基本的事項は令和5（2023）年まで1年延長された．次期基本的事項は，令和6（2024）年度からスタートする予定である．

B 組織および活動

1. 衛生行政の分類

衛生行政の分類と対象，担当機関は，図1-2のとおりである．

一般衛生行政		一般国民を対象とする衛生行政	厚生労働省
特別衛生行政	労働衛生行政	労働者対象	厚生労働省
	学校保健行政	児童生徒対象	文部科学省
	環境保全行政	自然環境対象	環境省
	その他	畜産・食糧	農林水産省
		輸出入・工業規格	経済産業省
		下水道・都市計画等	国土交通省
		行刑衛生	法務省
		防衛衛生	防衛省

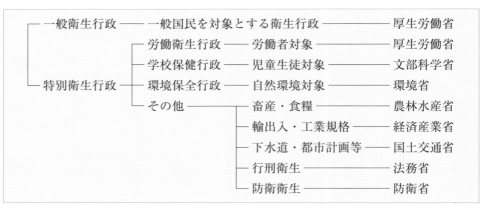

図1-2　**衛生行政の分類**

2. 一般衛生行政

1）医事衛生行政

医療施設の整備および医療従事者の資格・業務の規制を行い，国民の健康の保持・増進を図ることを目的とする．

2）薬事衛生行政

医薬品，医療機器，衛生材料等の**品質**，**有効性**，**安全性**を確保することを目的とする．

3）保健衛生行政

公衆衛生ないし**国民保健**の向上・増進を図ることを目的とする．

4）予防衛生行政

特定の疾病を予防することを目的とする．

国から地方への一般衛生行政の系列は，図1-3のとおりである．

厚生労働省
- 都道府県（衛生主管部局）―― 保健所 ―― 市町村（衛生主管課係）
- 政令市・東京特別区（衛生主管部局）―― 保健所

図1-3　**一般衛生行政の系列**

3. 学校保健行政

　　教育基本法，学校教育法，学校保健安全法，学校給食法等に基づき，教育行政の一環として行われる.

　　国から地方への学校保健行政の系列は，図1-4のとおりである.

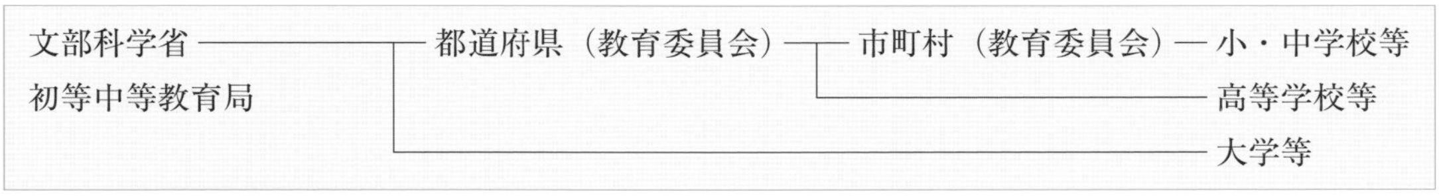

文部科学省 ――――――― 都道府県（教育委員会）――― 市町村（教育委員会）― 小・中学校等
初等中等教育局 　　　　　　　　　　　　　　　　　　　　　　　　　　　　　　　　高等学校等
　　　　　　　　　　　　　　　　　　　　　　　　　　　　　　　　　　　　　　　大学等

図1-4　**学校保健行政の系列**

4. 労働衛生行政

　　労働基準法，労働安全衛生法，じん肺法，作業環境測定法等に基づき，労働基準行政の一環として行われる.

　　国から地方への労働衛生行政の系列は，図1-5のとおりである.

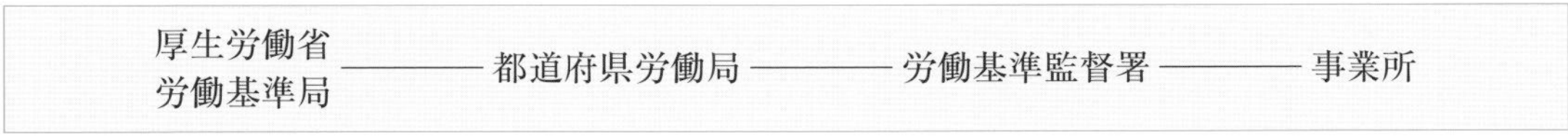

厚生労働省 ――――――― 都道府県労働局 ――――― 労働基準監督署 ――― 事業所
労働基準局

図1-5　**労働衛生行政の系列**

5. 厚生労働省 （図1-6）

　　一般衛生行政の最高機関であり，「国民生活の保障・向上」と「経済の発展」を目指すために，社会福祉，社会保障，公衆衛生の向上・増進と，働く環境の整備，職業の安定・人材の育成を総合的・一体的に推進している.

1）医政局歯科保健課

　　医政局は，医療の良質で効率的な提供体制の実現に向けた政策の企画立案を行う部局であり，その中の歯科保健課が，歯科医師を課長職に置き，歯科に関する以下のような業務を行っている. ①歯科保健医療の普及及び向上，②歯科医師，歯科衛生士及び歯科技工士に関すること，③外国歯科医師の臨床修練.

（1）歯科技工士に関する業務

　　歯科技工所の構造設備や品質管理，歯科補綴物のトレーサビリティや国外で製作された補綴物の取り扱い等についての指針を策定している（p.90～92，付表2参照）. なお，歯科技工士国家試験や歯科技工士免許等に関する業務は，平成26（2014）年の歯科技工士法改正により，平成27（2015）

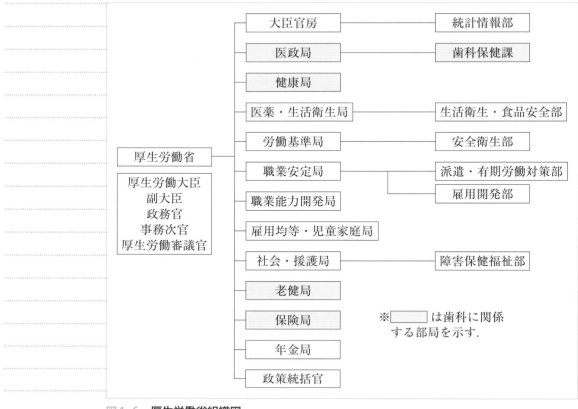

図1-6　厚生労働省組織図

組織図内の文字:

大臣官房 ── 統計情報部
医政局 ── 歯科保健課
健康局
医薬・生活衛生局 ── 生活衛生・食品安全部
労働基準局 ── 安全衛生部
職業安定局 ── 派遣・有期労働対策部 / 雇用開発部
職業能力開発局
雇用均等・児童家庭局
社会・援護局 ── 障害保健福祉部
老健局
保険局
年金局
政策統括官

厚生労働省
厚生労働大臣
副大臣
政務官
事務次官
厚生労働審議官

※□□□□は歯科に関係する部局を示す.

指定試験機関，指定登録機関ともに，一般財団法人歯科医療振興財団が指定されている.

年度から，国家試験に関する業務は指定試験機関が，免許等に関する業務は指定登録機関が行っている（3章参照）.

(2) 8020運動

80歳になっても20歯以上の歯を保とうという運動．平成元（1989）年に提唱され，平成4（1992）年から全国的に推進されている.

(3) 歯科専門職の資質向上検討会

歯科医師および歯科技工士の養成のありかたについて検討するため，平成24（2012）年に立ち上げられた．本検討会の結果を受けて，歯科技工士国家試験の全国統一化への施策が進められ，第1回の全国統一試験が平成28（2016）年2月に実施された.

2）健康局

「21世紀における国民健康づくり運動（健康日本21）」における歯科保健を所管.

3）老健局

高齢者の医療の確保に関する法律（旧：老人保健法）と介護保険法における歯科の保健医療と介護を所管.

4）保険局

医療保険制度を所管し，歯科の保険診療に関わる制度を策定・管理.

6. 都道府県, 市町村, 保健所等

1）都道府県

（1）都道府県知事の権限

衛生事務は知事の所管に属する.

（2）都道府県の行政組織

各道府県に衛生行政を担当する部局が置かれている. 各称は「保健福祉部」となっているところが多い.

2）市町村

（1）市町村長の権限

衛生事務は市町村長の所管に属する. 衛生行政に必要な規則を決め，衛生処分や衛生指導を行う権限をもつ.

（2）市町村の衛生行政組織

「政令指定都市」（人口50万人以上）では，母子保健・食品衛生・精神保健・結核予防・生活衛生関係営業の規制を行うことができる（本来は都道府県業務）. また，水道事業の改善指示等の衛生行政処分も行うことができる（本来は知事の監督が必要）.

「政令指定都市」は，札幌市，仙台市，さいたま市，千葉市，川崎市，横浜市，相模原市，新潟市，静岡市，浜松市，名古屋市，京都市，大阪市，堺市，神戸市，岡山市，広島市，北九州市，福岡市，熊本市の20市（令和4年4月現在）.

「中核市」（人口20万人以上）では，母子保健・食品衛生・結核予防・生活衛生関係営業の規制を行うことができる（本来は都道府県業務）.

「中核市」は，日本の地方公共団体のうち，地方自治法第252条の22第1項に定める政令による指定を受けた市（令和4年4月現在　62市）.

（3）保健所を設置する市

食品衛生施設の設置，結核予防，母子保健等の医療費の負担等の事務を行う. また，市長は感染症予防のための健康診断，予防接種，病院・診療所・助産所・歯科技工所・環境衛生関係営業等の立ち入り検査も行わなければならない.

（4）市町村の活動

市町村保健センターは，多様化し高度化する保健需要に対応するように，厚生省（現厚生労働省）によって昭和53年度から10カ年計画と老人保健の基盤整備の一環として設置された. 平成6年の法改正により，地域保健法において保健所と並ぶ施設として位置づけられることになった.

設置主体は市町村で，地域住民に対し，健康相談, 保健指導, 健康診

査，その他地域保健に対して必要な業務を行う．

平成29年4月1日現在で2,456カ所設置されている．

（5）市町村の保健活動

定期予防接種，結核検診，循環器検診，老人検診，清掃事業，水道事業，および保健師等の活動．

保健師等の活動は，地域住民に密着した対人保健サービスとして，今後需要が増大すると思われる活動である．

3）保健所

一般衛生行政における第一線の衛生機関（地域保健対策を推進し，地域住民の健康の保持・増進を図る施設）である．

設置主体は都道府県，指定都市，中核市，その他政令で定める市または特別区である．

令和4年4月現在で468カ所設置されている．

（1）保健所の業務

必要業務として以下のものがある．

① 地域保健思想の普及・向上

② 人口・地域保健等の統計

③ 栄養改善・食品衛生

④ 環境衛生

⑤ 医事・薬事

⑥ 保健師に関する事項

⑦ 公共医療事業の向上・増進

⑧ 母性・乳幼児・老人の保健

⑨ 歯科保健

⑩ 精神保健

⑪ 特殊な疾病による長期療養者の保健

⑫ AIDSその他の疾病の予防

⑬ 衛生上の試験・検査

⑭ その他地域住民の健康の保持・増進に関する事業

また，任意業務として以下のものがある．

① 地域保健に関する情報の収集・整理・活用，調査・研究

② 歯科疾患その他厚生労働大臣の指定する疾病の治療，試験・検査

③ 医師・歯科医師等に試験・検査に関する施設を提供

なお，健康保険，生活保護，児童福祉は保健所の業務とは関係がない．

（2）保健所の職員

地域保健法施行令第4条第1項では，保健所の所長とは保健所の医師であって，次の各号のいずれかに該当する技術吏員でなければならない（3年以上の公衆衛生実務経験，国立保健医療科学院の養成訓練課程を経たま

たは同等以上の技術・経験を有する者).

　ただし，地域保健法施行令第4条第2項では「地方公共団体の長が医師を
もって保健所の所長に充てることが著しく困難であると認めるときは，2
年以内の期間を限り，次の各号のいずれにも該当する医師でない技術吏員
をもって保健所の所長に充てることができる」(厚生労働大臣が，公衆衛生
行政に必要な医学に関する専門的知識に関し医師と同等以上の知識を有す
ると認めた者，5年以上公衆衛生の実務に従事した経験がある者，養成訓
練課程を経た者*).

　　＊：医師，歯科医師，薬剤師，獣医師，保健師，助産師，看護師，診療
　　　　放射線技師，臨床検査技師，管理栄養士，栄養士，歯科衛生士，統
　　　　計技術者等.

4) 市町村保健センター

　地域保健に関する事業を行うための施設であり，市町村はこれを設置す
ることができる.

　住民に対し，健康相談，保健指導および健康診査その他，地域保健に関
する必要な事業を行うことを目的とする施設である.

　保健所がどちらかといえば行政機関，専門機関という意味合いが強いの
に対して，市町村保健センターは，あくまでも健康づくりの場という意味
合いが強い.

　市町村保健センターの具体的な業務は，市町村が住民のニーズに合わせ
て設定することができる. 逆に保健所の業務は，行政機関という性質上，
地域保健法によって定められている.

5) 地方衛生研究所の活動

（1）地方衛生研究所

　科学技術を基盤とする，衛生行政を支える重要な機関. 平成29年11月
現在で全国82カ所に設置されている.

　業務内容は以下のとおりである.

① 調査研究
② 試験検査
③ 研修指導
④ 公衆衛生情報の解析・提供

一問一答

法の概念と体系

問**1** 憲法とは

答**1** 国家の 統治体制 および国民の 基本的人権 を定める基本法. 国家の 最高法規

問**2** 日本国憲法第13条の条文は

答**2** 全て国民は, 個人として 尊重される. 生命, 自由 及び 幸福追求 に対する 国民の権利 については, 公共の福祉 に反しない限り, 立法その他の国政 の上で, 最大限の尊重 を必要とする.

問**3** 日本国憲法第25条の条文は

答**3** すべて国民は, 健康で文化的な最低限度の生活を営む権利 を有する.
　2　国は, すべての生活部面について, 社会福祉, 社会保障 及び 公衆衛生 の 向上 及び 増進 に努めなければならない.

問**4** 法律とは

答**4** 憲法 に基づいて 国会 により制定され, 社会生活 の 秩序 を維持するための 規範

問**5** 国会とは

答**5** 唯一の立法機関

問**6** 命令とは

答**6** 行政機関 により制定される 法 の総称

問**7** 政令とは

答**7** 内閣 が制定し, 天皇 が公付する 法規命令

問**8** 府令とは

答**8** 内閣総理大臣 が制定する 法規命令

問**9** 省令とは

答**9** 各省の 大臣 が制定する 法規命令

A 意　義

問 **10**　衛生とは

答 **10**　生命をまも（衛）ること

問 **11**　衛生行政とは

答 **11**　国民の 健康保持・増進 を図るため，国および地方公共団体 が広く衛生上の見地から行う 公の活動 のこと

問 **12**　健康寿命とは

答 **12**　寝たきりや認知症などによる要介護状態でなく生活できる期間

問 **13**　健康増進法とは

答 **13**　栄養改善も含めた 国民健康増進，国民保健 の向上を目的とした法律

問 **14**　世界保健機関（WHO）とは

答 **14**　保健衛生を担当する国際連合（国連）の専門機関

問 **15**　世界保健機関（WHO）憲章における「健康」の定義は

答 **15**　完全な 肉体 的，精神 的および 社会 的 福祉 の状態であり，単に疾病または病弱の存在しないことではない．到達しうる最高基準の健康を享有することは，人種，宗教，政治的信念 または 経済的 もしくは 社会的 条件の差別なしに万人の有する 基本的権利 の1つである

問 **16**　8020（ハチマル・ニイマル）運動とは

答 **16**　80 歳で 20 本以上の 歯 を 保つ ことを目的とした日本歯科医師会の提唱する活動

問 **17**　歯科口腔保健の推進に関する法律とは

答 **17**　歯科口腔保健の推進 に関する施策を総合的に推進し，国民保健 の 向上 に寄与することを目的として制定された法律

問**18** 歯科口腔保健の推進に関する法律第4条の条文は

答**18** 歯科医師，歯科衛生士，歯科技工士その他の歯科医療又は保健指導に係る業務に従事する者は，歯科口腔保健（歯の機能の回復によるものを含む）に資するよう，医師その他歯科医療等業務に関連する業務に従事する者との緊密な連携を図りつつ，適切にその業務を行うとともに，国及び地方公共団体が歯科口腔保健の推進に関して講ずる施策に協力するよう努めるものとする．

解説 第4条は，歯科口腔保健の推進のための歯科医療従事者の責務を定めた条文である．

問**19** 歯科口腔保健の推進に関する基本的事項において目標が定められている5つの項目は

答**19** ①口腔の健康の保持・増進に関する健康格差の縮小の実現
②歯科疾患の予防
③生活の質の向上に向けた口腔機能の維持・向上
④定期的に歯科検診または歯科医療を受けることが困難なものに対する歯科口腔保健
⑤歯科口腔保健を推進するために必要な社会環境の整備

解説 歯科口腔保健に関する施策を総合的に推進するための方針，目標，計画などを定めたもので，上記①〜⑤の各項目について，具体的な数値目標が設定されている．

B 組織および活動

問**20** 一般衛生行政の最高機関は

答**20** 厚生労働省

問 **21** 医事衛生行政の目的は

答 **21** 医療施設 の整備および 医療従事者 の 資格 ・ 業務 を規制し，国民健康の 保持 ・ 増進 を図ること

問 **22** 薬事衛生行政の目的は

答 **22** 医薬品，医療機器，衛生材料等の 品質 ， 有効性 ， 安全性 を確保すること

問 **23** 保健衛生行政の目的は

答 **23** 公衆衛生 ないし 国民保健 の向上・増進を図ること

問 **24** 予防衛生行政の目的は

答 **24** 特定の疾病を予防すること

問 **25** 学校保健行政を担当する省は

答 **25** 文部科学省

問 **26** 厚生労働省の衛生行政に対する役割は

答 **26** 国民生活の 保障 ・ 向上 を目指し， 社会福祉 ， 社会保障 ， 公衆衛生 の 向上 ・ 増進 と， 働く環境 の整備， 職業 の安定・ 人材 の育成を 総合的 ・ 一体的 に推進すること

問 **27** 厚生労働省の歯科に関わる部局を4つあげよ

答 **27** 医政局，健康局，老健局，保険局

問 **28** 答 **27** のうち，歯科保健課がある部局は

答 **28** 医政局

問 **29** 歯科保健課の主な業務は

答 **29** ①歯科保健医療の普及及び向上
②歯科医師，歯科衛生士及び歯科技工士に関すること
③外国歯科医師の臨床修練

問 **30** 厚生労働省の指定を受けて，歯科技工士の試験や免許に関する業務を行うのは

答 **30** ①指定試験機関（歯科技工士国家試験に関する業務）
②指定登録機関（歯科技工士免許に関する業務）

解説 指定試験機関，指定登録機関ともに，一般財団法人歯科医療振興財団が指定されている

問**31** 保健所の必要業務は

答**31** ①地域保健思想の普及・向上
②人口・地域保健等の統計
③栄養改善・食品衛生
④環境衛生
⑤医事・薬事
⑥保健師に関する事項
⑦公共医療事業の向上・増進
⑧母性・乳幼児・老人の保健
⑨歯科保健
⑩精神保健
⑪特殊な疾病による長期療養者への保健
⑫AIDSその他疾病の予防
⑬衛生上の試験・検査
⑭その他地域住民の健康の保持・増進

問**32** 保健所の任意業務は

答**32** ①地域保健に関する情報収集・整理・活用，調査及び研究
②歯科疾患その他厚生労働大臣の指定する疾病の治療，試験・検査
③医師，歯科医師等に対し，試験・検査に関する施設を提供

第3章 歯科技工士法

知識の整理と重要事項

歯科技工士法改正

　平成26（2014）年に歯科技工士法が改正され（施行は平成27（2015）年4月1日），それにあわせて関連する政令，省令についても改正が行われた．主な改正点は，以下のとおりである．

1）国家試験の全国統一化

　これまで都道府県ごとに行われていた歯科技工士国家試験を，全国統一の試験とするよう規定が改められた．第1回の全国統一試験は，平成28（2016）年2月に行われた．

2）指定試験機関についての規定の追加

　国家試験に関する事務を，厚生労働省の指定する指定試験機関が行えるようになった．平成27（2015）年6月，一般財団法人歯科医療振興財団が指定試験機関として指定された．

3）指定登録機関についての規定の追加

　免許，名簿等に関する事務を，厚生労働省の指定する指定登録機関が行えるようになった．これに伴い，名簿の訂正や免許証（免許証明書）の書換え・再交付の申請先が，これまでの「住所地の都道府県知事を経由して厚生労働大臣」から，「指定登録機関」へと変更になった．現在，指定試験機関と同様に，一般財団法人歯科医療振興財団が指定登録機関として指定されている．

　今後の国家試験の「関係法規」では，改正後の新しい条文にもとづいて出題される．過去問や古い教本・問題集を使用する際には注意が必要である．

A 法の目的と定義

1. 歯科技工制度の沿革

　歯科技工士法制定に至る経緯を表3-1に示す．

表3-1　歯科技工制度の沿革

年号	沿革
明治 7 (1874)年	医制が試験により歯科医師開業の免許を与えることにした
明治39(1906)年	医師法と歯科医師法が制定され，歯科医師の身分と業務が確立した
明治43(1910)年	東京歯科医学専門学校，日本歯科医学専門学校が設立．歯科医学教育の制度が整えられた
大正 2 (1913)年	歯科医師試験規則の制定により，受験資格は歯科医学校卒業者とされた
大正 8 (1918)年	文部省歯科病院が歯科見習生を設けた
大正10(1920)年	民間病院が歯科技工士の養成を開始した
昭和 4 (1929)年	東京高等歯科医学校が「歯科技工手養成所」を設けた
昭和16(1941)年	日本歯科医師会が歯科医師による歯科技工所の管理の法制化を上申した
昭和18(1943)年	歯科技工業者が「日本歯科技工所連盟」を結成し，歯科技工士制度の法制化を求める運動を展開した
昭和23(1948)年	医療法，医師法，歯科医師法，歯科衛生士法が制定された
昭和30(1955)年	歯科技工法が成立し，公布された
昭和31(1956)年	歯科技工士養成所指定規則が制定された（入学資格は中学校卒業以上．修業年限3年）
昭和41(1966)年	歯科技工士の資質の向上をはかるための教育制度の改正が行われた（入学資格を高校卒業者に．修業年限2年）
昭和57(1982)年	歯科技工法の一部改正により，歯科技工士試験を厚生大臣が実施する国家試験に，歯科技工士免許も厚生大臣免許に改められた
平成 6 (1994)年	歯科技工法が「歯科技工士法」に改正され，国家試験の受験資格の条項に「文部大臣の指定した歯科技工士学校を卒業した者にも受験を認める」という一項が加えられた（歯科技工士学校が大学や短大に昇格する道が開かれた）．
平成11(1999)年	省庁再編により，本法における厚生省は厚生労働省に，文部省は文部科学省に改められた
平成13(2001)年	歯科技工士法の一部改正．欠格条項と本法に違反した際の罰則が改められ，秘密を守る義務規定が追補された
平成25(2013)年	歯科技工士法施行規則の一部改正．歯科技工指示書の記載事項が改められ，歯科技工所の構造設備基準が新たに規定された
平成26(2014)年	歯科技工士法の一部改正．国家試験の全国統一化と，指定登録機関，指定試験機関についての規定が定められた
平成28(2016)年	第1回の全国統一国家試験実施
平成29(2017)年	歯科技工士学校養成所指定規則，歯科技工士養成所指導ガイドラインの一部改正．歯科技工士教育の大綱化・単位制への移行が決定した（平成31年の入学生より適用）
平成31(2019)年	歯科技工士学校養成所指定規則の改正（平成29年）により，歯科技工士教育カリキュラムの大綱化，時間制から単位制への変更が実施された
令和4 (2022年)	歯科技工士法施行規則の改正（リモートワーク関連および業務記録の作成・保存義務の追加）および「歯科技工所における歯科補てつ物等の作成等及び品質管理指針」の改正（リモートワークおよび機器の共同利用関連）が行われた

2. 法の目的

1）歯科技工士法の目的

① 歯科技工士の資格を明確にして，資質の向上を図る．

② 歯科技工の業務が適正に行われるように規制することによって，優秀な歯科技工士を養成，確保し，粗悪な歯科技工物を排除する．

③ ①，②によって歯科医療の普及と向上に寄与する．

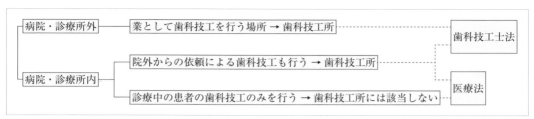

図3-1　歯科技工所の分類と適用法規の関係

3. 歯科技工の定義

　「歯科技工」とは，特定人[1]に対する歯科医療[2]の用に供する[3] 補てつ物，充てん物又は矯正装置を作成[4]し，修理し，又は加工することをいう．ただし歯科医師がその診療中の患者のために自ら行う行為を除く．

1)：特定人→歯科医療を受けるために来院した患者．
2)：歯科医療以外の目的で製作されるもの．たとえば，学生が実習として義歯等を製作する行為や見本の模型製作は法律上では歯科技工とはいわない．
3)：〜の用に供する→〜のために使用する
4)：日常用語では文章などをつくるときは作成と表記し，物品をつくるときは作製と表記するが，歯科技工士法では「補てつ物の作成」となっているので注意が必要である．

歯科医師がその診療中の患者のために自ら行う行為は，歯科医業の一環であり歯科技工にはあたらない．

4. 歯科技工士の定義

　「歯科技工士」とは，厚生労働大臣の免許を受けて歯科技工を業[4]とする者をいう．

4)：業→反復継続の意思をもって行うこと．金銭の授受は関係しない．

5. 歯科技工所の定義

　「歯科技工所」とは，歯科医師又は歯科技工士が業として歯科技工を行う場所をいう．

　病院，歯科医院の技工室は，ここでいう歯科技工所には該当しないが，病院，医院内の技工室でも他院の技工物を受注製作している場合は，この法でいう歯科技工所としての性格をもつ（図3-1）．

B 免 許

1. 免 許

歯科技工法の改正（昭和57年1月8日），同施行令（昭和57年4月1日）により，歯科技工士に免許を与えるのは厚生労働大臣となった．また，平成6年には，わが国の高齢化の進展に伴って歯科技工の重要性が増大していることにかんがみ，文部科学大臣の指定する歯科技工士学校を卒業した者も歯科技工士国家試験を受験できることとするとともに，法律の名称も「歯科技工士法」に改められた（平成6年2月2日公布，同年4月3日施行）．

1) 免許の条件

表3-2のとおりである．

表3-2　免許の条件

積極的要件		歯科技工士国家試験に合格
消極的要件	欠格事由	① 歯科医療又は歯科技工の業務に関する犯罪又は不正行為があった者 ② 心身の障害により歯科技工士の業務を適正に行うことができない者として厚生労働省令で定めるもの ③ 麻薬，あへん又は大麻の中毒者

2) 免許の申請

指定登録機関に申請する．

申請書類は以下のとおりである．

① 免許申請書

② 歯科技工士国家試験合格証書の写または合格証明書

③ 戸籍謄本（抄本）または住民票の写し

④ 視覚または精神の機能の障害または麻薬，あへんもしくは大麻の中毒者であるかないかに関する医師の診断書

2. 欠格事由

以下の3つの欠格事由のいずれかに該当する場合，歯科技工士免許が与えられない可能性がある．

① 歯科医療または歯科技工の業務に関する犯罪または不正行為があった者．

② 心身の障害により歯科技工士の業務を適正に行うことができない者として厚生労働省令で定めるもの．

③ 麻薬，あへんまたは大麻の中毒者．

3. 積極的要件と消極的要件

1) 積極的要件

　　歯科技工士免許を受けるために，必ず備えていなくてはならない要件を積極的要件という．積極的要件は歯科技工士国家試験に合格することである．

2) 消極的要件（欠格事由-歯科技工士法第4条）

　　消極的要件とは，歯科技工士免許を受けるために備えていてはいけない要件のことであり，前ページの欠格事由①～③が該当する．

4. 歯科技工士名簿 （表3-3）

1) 名簿の登録事項

　　歯科技工士名簿は指定登録機関に備えられる．
　　名簿の登録事項は以下のとおりである．

① 登録番号・登録年月日

② 本籍地都道府県名（日本国籍を有しない者についてはその国籍），氏名，生年月日，性別

③ 歯科技工士国家試験合格の年月

④ 免許取り消しまたは業務停止の処分に関する事項

⑤ その他厚生労働省令で定める事項

　　a 再免許の場合はその旨

　　b 免許証（免許証明書）を書換え交付または再交付した場合には，その旨ならびにその理由と年月日

　　c 登録の消除をした場合には，その旨ならびにその理由と年月日

表3-3　届出・申請事項

届出・申請事項	提出先	備　考
① 名簿の訂正	指定登録機関	30日以内，登録免許税1,000円
② 登録の消除	指定登録機関	30日以内
③ 免許の申請	指定登録機関	手数料4,750円，登録免許税9,000円
④ 免許証（免許証明書）の書換え	指定登録機関	手数料2,850円
⑤ 免許証（免許証明書）の再交付	指定登録機関	再交付手数料3,100円
⑥ 免許証（免許証明書）の返納	指定登録機関	5日以内
⑦ 業務従事者届	就業地の都道府県知事	2年ごと，12月31日現在，翌年の1月15日までに
⑧ 受験願書	指定試験機関	受験手数料30,000円
⑨ 合格証明書	指定試験機関	交付手数料2,950円
⑩ 歯科技工所の開設，休廃止，再開の届出	所在地の都道府県知事	10日以内

2）名簿の訂正（本籍地の都道府県あるいは氏名を変更したとき）

名簿の訂正申請書に変更を証明する書類（戸籍とう本または戸籍抄本）を添え，指定登録機関に名簿の訂正を申請する（30日以内）．

3）登録の消除（歯科技工士が死亡・失そうの宣告を受けたとき）

戸籍法による死亡・失そうの届出義務者（同居の親族，同居人，家主，地主）は，名簿の登録の消除申請を指定登録機関に提出する（30日以内）．免許証（免許証明書）は，指定登録機関に返納する．

5．免許の登録，交付及び届出（表3-3）

1）免許証（免許証明書）の書換え（氏名および本籍地都道府県名を変更したとき）

申請書＋変更の事実を証明する書類を指定登録機関に提出する．

2）免許証（免許証明書）の再交付

① 紛失したとき：再交付申請書を指定登録機関に提出する．

② 失った免許証（免許証明書）を発見したとき：旧免許証（免許証明書）を指定登録機関に返納する（5日以内）．

③ 免許証（免許証明書）を破り，または汚したとき：その免許証（免許証明書）＋再交付申請書を指定登録機関に提出する．

3）歯科技工士の業務従事者届

（1）対象

業務に従事している歯科技工士．

（2）期間

2年ごと（昭和57年を初年度とする）．

（3）届出事項

12月31日現在の以下の事項を届け出る．

① 氏名，年齢，性別

② 住所

③ 歯科技工士名簿登録番号・登録年月日

④ 業務に従事する場所の所在地と名称

（4）届出先

就業地の都道府県知事（翌年の1月15日までに）．

（5）目的

業務に従事している歯科技工士の実態把握（行政に反映）．

（6）罰則

違反した者は30万円以下の罰金．

歯科技工士免許を保有していても，歯科技工業務に従事していない場合は届出の対象とはならない．

平成28（2016）年4月の歯科技工士法施行規則の改正により，業務従事者届の届出事項から「本籍地都道府県名」が削除された．

6. 免許の取り消し・業務停止

1）免許証（免許証明書）の返納

① **登録の消除を申請するとき**：免許証（免許証明書）を指定登録機関に返納する．

② **免許の取り消し処分を受けたとき**：免許証（免許証明書）を指定登録機関に返納する（5日以内）．

2）再免許

従来も実質的に再免許の道が開かれていたが，昭和57年の歯科技工法の改正により8条3項として明文化された（図3-2）．

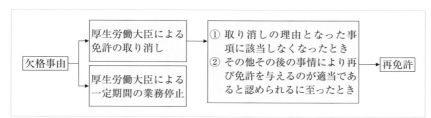

図3-2　再免許

7. 聴聞・弁明

免許の取り消し・業務停止の行政処分を行うにあたって，本人または代理人に意見を述べる機会を与える制度（聴聞期日の2週間前までに通知）．

免許取り消しには聴聞，業務停止には弁明の手続きによる（行政手続法の規定による）．

C 試　験

1. 試験の目的

歯科技工士として必要な知識と技能を備えているかどうかを判定する（手段・方法としての歯科技工士試験）．

2. 試験科目

1）学説試験

歯科理工学，歯の解剖学，顎口腔機能学，有床義歯技工学，歯冠修復技工学，矯正歯科技工学，小児歯科技工学，関係法規

2）実地試験

歯科技工実技

3. 試験の実施と公告

1）実施者
　　厚生労働大臣．歯科技工士法改正により，平成28年（2016年）から全国統一試験となり，試験に関する事務は厚生労働省の指定する指定試験機関が行う．

2）公　告
　　試験を施行する場所，期日および受験願書の提出期日など試験に必要な事項は，官報で公告される．

4. 受験資格

　　① 文部科学大臣の指定した歯科技工士学校を卒業した者．
　　② 都道府県知事の指定した歯科技工士養成所を卒業した者．
　　③ 歯科医師国家試験または歯科医師国家試験予備試験を受けることができる者．
　　④ 外国の歯科技工士学校もしくは歯科技工士養成所を卒業し，または外国で歯科技工士の免許を受けた者で，厚生労働大臣が①〜③に掲げる者と同等以上の知識・技能を有すると認めた者．

試験に関する事項については，指定試験機関である歯科医療振興財団のウェブサイトにも掲載される．

5. 受験の手続（表3-3）

1）試験を受けようとする者
　　受験願書＋添付書類＋受験手数料（30,000円，令和5年1月現在）を指定試験機関に提出する．

2）添付書類
　　① 文部科学大臣の指定した歯科技工士学校あるいは都道府県知事の指定した歯科技工士養成所を卒業した者であるときは，卒業証明書．「4. 受験資格③，④」のときはそれを証明する書類
　　② 写真（出願6カ月以内に脱帽で正面から撮影したもの）．

6. 試験合格証書（表3-3）

　　試験に合格した者に指定試験機関が交付する．合格証書を汚損，紛失したときは，指定試験機関に合格証明書の交付を申請する（交付手数料2,950円が必要）．

7. 試験に関する不正行為の禁止

1）試験を実施する側の不正
　　故意もしくは重大な過失により事前に試験問題を漏洩したり，不正な採点を行うこと．罰則は，1年以下の懲役もしくは50万円以下の罰金．

2）受験者側の不正

受験の停止（不正行為が試験実施中に明らかになった場合），試験の無効（不正行為が試験終了後に明らかになった場合），一定期間の受験禁止.

処分を行う者は，厚生労働大臣および指定試験機関である.

3）不正による免許取得者

虚偽または不正の事実に基づいて免許を受けた者は，1年以下の懲役もしくは50万円以下の罰金，またはこれの併科.

D 業 務

1．禁止行為

歯科技工には専門的な知識と技能が要求される（業務独占）．歯科医業の停止を命ぜられた歯科医師は歯科技工の業務も行えない.

（1）罰則

① 無資格者が歯科技工の業務を行ったときは，1年以下の懲役もしくは50万円以下の罰金，またはこれの併科.

② 歯科技工士がその技工業務の停止を命ぜられている期間に歯科技工の業務を行ったときは，6カ月以下の懲役もしくは30万円以下の罰金，またはこれの併科.

2．歯科技工指示書

1）記載事項

① 患者の氏名

② 設計

③ 作成の方法

④ 使用材料

⑤ 発行の年月日

⑥ 発行した歯科医師の氏名および当該歯科医師の勤務する病院または診療所の所在地

⑦ 当該指示書による歯科技工が行われる場所が歯科技工所であるときは，その名称および所在地

2）罰 則

① 指示書によらないで歯科技工を行った者は，30万円以下の罰金.

② 指示書の保存義務に違反した者は，30万円以下の罰金.

3．歯科技工指示書の保存義務

病院，診療所または歯科技工所の管理者が当該歯科技工終了後2年間保

▶業務独占

歯科技工を業として行えるのは歯科技工士，歯科医師だけであり，無資格者は行えないということ.

歯科医師が歯科医業の停止を命ぜられた場合は，歯科医業全体の停止を命ぜられているから，その一部である歯科技工の業務も認められない.

存しなければならない.

4. 業務上の注意

歯科医療行為（印象採得，咬合採得，試適，装着など）を歯科技工士が行ってはならない.

1) 罰　則

無資格者の歯科医業は，3年以下の懲役もしくは100万円以下の罰金，またはこれの併科（歯科医師法に規定）.

5. 守秘義務

正当な理由がなく，その業務上知り得た人の秘密を漏らしてはならない.

1) 罰　則

守秘義務違反は，50万円以下の罰金.

歯科技工士の守秘義務は歯科技工士法で，医師，歯科医師の守秘義務は刑法で規定されている.

6. 業務記録の作成・保存義務

歯科技工に関する業務を行った場合には，その記録を作成して3年間保存しなければならない. この規定は，令和4（2022）年の歯科技工士法施行規則改正により新設され，令和5（2023）年4月1日から施行された.

E　歯科技工所

1. 届　出（表3-3）

開設または届出事項の変更があったときには下記の届出事項を，休廃止または再開したときにはその旨を，歯科技工所の所在地の都道府県知事に届出する（10日以内）.

1) 届出事項

① 開設者の住所，氏名（法人であるときはその名称および主たる事務所の所在地）

② 開設の年月日

③ 名称

④ 開設の場所

⑤ 管理者の住所，氏名

⑥ 業務に従事する者の氏名（ならびに，当該者が④の場所以外の場所において，電子計算機を用いた情報処理による，特定人に対する歯科医療の用に供する補てつ物，充てん物または矯正装置の設計およびこれに付随する業務を行う場合は，その旨および当該者の連絡先）

⑦ 構造設備の概要と平面図

⑥のカッコ内の規定は，リモートワーク〔歯科技工所以外の場所（自宅など）において，CADによる設計業務などを行うこと〕を行う従業員がいる場合は，その連絡先を届け出る必要があることを示したものである.

2）罰　則

届出義務に違反した者は，30万円以下の罰金.

2.　管理者

1）開設者

歯科医師，歯科技工士でなくてもよい.

2）管理者

歯科医師または歯科技工士でなくてはならない．開設者が歯科医師または歯科技工士であるときは，別に管理者をおく必要はない.

3）罰　則

上記の規定に違反した者は，30万円以下の罰金.

3.　管理者の義務

歯科技工所の管理者は，その歯科技工所に勤務する歯科技工士その他の従業者を監督し，その業務遂行に欠けるところがないように必要な注意をしなければならない.

4.　改善命令

歯科技工所の構造設備の不完全により，作成，修理，加工される補てつ物，充てん物または矯正装置が衛生上有害なものとなるおそれがあるときには，都道府県知事が歯科技工所の開設者に対し，一定期間を定めた構造設備の改善を命ずることができる.

5.　使用の禁止

改善命令に従わないときは，改善が行われるまでその歯科技工所の全部または一部の使用を禁止することができる.

1）罰　則

上記に違反したときには，6カ月以下の懲役もしくは30万円以下の罰金，またはこれの併科.

管理者は，歯科技工所の業務についての総括的な責任者であるから，その性質上，歯科医師または歯科技工士であることを要する.

歯科技工所の構造設備の改善を命ずることができるのは，厚生労働大臣ではなく都道府県知事である.

3

歯科技工士法

6. 広告の制限 (表3-4)

1) 広告が制限される理由

① 歯科技工所の広告は，歯科医師との関連で必要な範囲の広告ができれば十分であるため．

② 広告が無制限に放任されると，歯科技工所が直接患者に対して義歯やクラウンを作成し，あたかも歯科医業を行うような誤解を招くなど，虚偽や誇大広告に走るおそれがあるため．

③ 歯科医師や歯科技工士の品位を落とすような広告は望ましくないため．

2) 罰 則

広告に関する規定違反をしたときには，30万円以下の罰金．

表3-4 広告の制限

広告できる事項	広告できない事項
以下の4項目のみ ① 歯科医師または歯科技工士であること ② 歯科技工に従事する歯科医師または歯科技工士の氏名 ③ 歯科技工所の名称，電話番号および所在の場所を表示する事項 ④ その他都道府県知事の許可を受けた事項	(①，②は主要事項，③〜⑤は例) ① 本人の技能，経歴あるいは学位に関すること ② 虚偽の内容 ③ 歯科技工料金 ④ ○○歯科医師会，○○歯科医院推薦 ⑤ 特殊な製作方法により行われる歯科技工のうち，都道府県知事の許可が得られないもの

7. 報告の徴収及び立ち入り検査

歯科技工所の構造設備，あるいはその業務内容について監督上必要があると認めたときには，都道府県知事が歯科技工所の開設者または管理者に対し，必要な報告を命ずる．または関係吏員による立入検査（清潔保持の状況，構造設備もしくは歯科技工指示書その他の帳簿書類の検査）をさせることができる．

歯科技工所に報告を命じたり立入検査を行わせることができるのは，厚生労働大臣ではなく都道府県知事である．

1) 罰 則

報告を提出しない，虚偽の報告，関係吏員の検査の拒否・妨害・忌避した者は，30万円以下の罰金．

8. 構造設備基準

歯科技工所の構造設備基準については，歯科技工士法施行規則第13条の2に定められている（表3-5）.

表3-5 歯科技工所の構造設備基準（歯科技工士法施行規則 第13条の2）

歯科技工所の構造設備は，次の各号に掲げる基準のいずれにも適合するものでなければならない. 1）歯科技工を行うのに必要な設備及び器具等を備えていること. 2）歯科技工を円滑かつ適切に行うのに支障のないよう設備及び器具等が整備及び配置されており，かつ，清潔及び保守が容易に実施できるものであること. 3）手洗設備を有すること. 4）常時居住する場所及び不潔な場所から明確に区別されていること. 5）安全上及び防火上支障がないよう機器を配置でき，かつ，10平方メートル以上の面積を有すること. 6）照明及び換気が適切であること. 7）床は，板張り，コンクリート又はこれらに準ずるものであること. ただし，歯科技工作業の性質上やむを得ないと認められる場合は，この限りでない. 8）出入口及び窓は，閉鎖できるものであること. 9）防じん，防湿，防虫又は防そのための設備を有すること. 10）廃水及び廃棄物の処理に要する設備及び器具を備えていること. 11）歯科技工作業に伴って生じるじんあい又は微生物による汚染を防止するのに必要な構造及び設備を有すること. 12）歯科技工に使用される原料，材料，中間物等を衛生的かつ安全に貯蔵するために必要な設備を有すること. 13）前条第1項第4号に掲げる場所以外の場所において，電子計算機を用いた情報処理による，特定人に対する歯科医療の用に供する補てつ物，充てん物又は矯正装置の設計及びこれに付随する業務を行う者がいる場合は，個人情報の適切な管理のための特段の措置を講じていること.
なお，「歯科技工を行うために必要な設備及び器具等」は次のとおりであること.
防音装置，防火装置，消火器，照明設備，空調設備，給排水設備，石膏トラップ，空気清浄機，換気扇，技工用実体顕微鏡(マイクロスコープ)，電気掃除機，分別ダストボックス，防塵用マスク，模型整理棚，書籍棚，救急箱，吸塵装置（室外排気が望ましい），歯科技工用作業台，材料保管棚（保管庫），薬品保管庫

構造設備基準の13）は令和4（2022）年の歯科技工士法施行規則改正で追加された基準である. リモートワークを行う場合は個人情報管理のための特段の措置を講じなければならないことを示している.

F 罰 則

1. 歯科技工に関する違反行為と罰則

主な罰則を表3-6に示す.

表3-6 違反行為および罰則

違 反 行 為		罰 則 等	
① 無資格者の歯科技工業務	(17条1項)	1年以下の懲役もしくは50万円以下の罰金, または	
② 不正による免許取得	(28条2号)	はこれの併科	(28条)
③ 試験事務担当者の不正行為	(13条)	1年以下の懲役または50万円以下の罰金	(29条)
④ 業務停止命令違反	(8条1項)	6か月以下の懲役もしくは30万円以下の罰金, ま	
⑤ 歯科医業停止命令違反（歯科技工）	(17条2項)	たはこれの併科	(30条)
⑥ 歯科技工所の使用禁止違反*	(25条)		
⑦ 秘密を守る義務違反	(20条の2)	50万円以下の罰金〔親告罪〕	(31条)
⑧ 業務従事者届違反	(6条3項)		
⑨ 歯科技工指示書規定違反	(18条)		
⑩ 歯科技工指示書保存義務違反*	(19条)		
⑪ 歯科技工所届出義務違反*	(21条)	30万円以下の罰金	(32条)
⑫ 管理者設置義務違反*	(22条)		
⑬ 広告制限規定違反*	(26条)		
⑭ 報告立入検査規定違反*	(27条1項)		
⑮ 受験者の不正行為	(15条)	受験停止, 試験無効, 試験禁止	(15条)
(参考)			
歯科医業停止命令違反（歯科医業）	(歯科医師法7条1項)	1年以下の懲役もしくは50万円以下の罰金, または	
		はこれの併科	(歯科医師法30条)
無資格者の歯科医業	(同17条)	3年以下の懲役もしくは100万円以下の罰金, ま	
		たはこれの併科	(同29条1項1号)
無資格者の歯科医業・名称使用	(同17, 18条)	3年以下の懲役もしくは200万円以下の罰金, ま	
		たはこれの併科	(同29条2項)
無資格者の歯科医師名称使用	(同18条)	50万円以下の罰金	(同31条の2)

*：両罰規定（33条）が適用される. 両罰規定とは, 開設者が法人である場合において, 法人の代表者または従業者が上記⑥, ⑩～⑭において違反したときは, その違反者が上記の処罰を受けるほか, 法人も同じ処罰を受けることである.

令和4（2022）年の刑法改正により,「懲役」と「禁固」という2種類の刑罰を1つにし,「拘禁刑」が創設されることが決まった. この改正は, 令和7（2025）年頃までの施行が予定されている.

一問一答

A 法の目的と定義

問1 歯科技工士法の目的は

答1 ①歯科技工士の資格と業務を定める
②歯科技工所の規制を行い，歯科技工の業務が適正に運用されるように定める
③歯科医療の普及および向上に寄与する

問2 歯科技工の定義は

答2 特定人に対する歯科医療の用に供する補てつ物，充てん物または矯正装置を作成し，修理し，または加工すること

解説 歯科医師がその治療中の患者のために自ら行う行為は，歯科医業の一環であり，歯科技工にはあたらない．

問3 歯科技工士の定義は

答3 厚生労働大臣の免許を受けて歯科技工を業とする者

問4 歯科技工所の定義は

答4 歯科医師または歯科技工士が業として歯科技工を行う場所

問5 院内技工室が歯科技工所に該当するのはどのような場合か

答5 外部の歯科医療施設のための歯科技工を業として行う場合

解説 病院，歯科医院の歯科技工室で，その施設で診療中の患者のためだけに歯科技工を行う場合は，歯科技工所には該当しない．

B 免　許

問6 歯科技工士免許とは

答6 歯科技工士国家試験に合格した者に対して与えられるもの

問**7** 免許の申請先は	答**7** 厚生労働省が指定する指定登録機関

解説 現在，指定登録機関として一般財団法人歯科医療振興財団が指定されている．

問**8** 免許の申請書類は	答**8** ①免許申請書（免許登録税の領収書または収入印紙を添付） ②歯科技工士国家試験の合格証書の写または合格証明書 ③戸籍謄本（抄本）または住民票の写し ④視覚または精神の機能の障害または麻薬，あへんもしくは大麻の中毒者であるかないかに関する医師の診断書

問**9** 歯科技工士免許の積極的要件とは	答**9** 歯科技工士国家試験に合格すること

解説 歯科技工士免許を受けるために，必ず備えていなくてはならない要件を積極的要件という．

問**10** 歯科技工士免許の消極的要件とは	答**10** 欠格事由に該当すること

解説 積極的要件とは逆に，備えていてはならない要件を消極的要件という．答**11**の3つの欠格事由のいずれかに該当する場合，歯科技工士免許が与えられないことがある．

問**11** 歯科技工士免許の欠格事由は	答**11** ①歯科医療，歯科技工の業務に関する犯罪または不正の行為があった者 ②心身の障害により歯科技工士の業務を適正に行うことができない者として厚生労働省令で定めるもの ③麻薬，あへんまたは大麻の中毒者

問**12**	歯科技工士名簿とは	答**12**	歯科技工士免許に関する事項が登録されている名簿．厚生労働省の指定登録機関に備えられている
問**13**	名簿の登録事項は	答**13**	①登録番号および登録年月日 ②本籍地都道府県名（日本国籍を有しない者は国籍），氏名，生年月日，性別 ③歯科技工士国家試験合格の年月 ④免許の取消または業務の停止の処分に関する事項 ⑤その他厚生労働省令で定める事項
問**14**	名簿の登録事項に変更を生じた場合の訂正の期日は	答**14**	30日以内
問**15**	名簿の訂正の申請先は	答**15**	指定登録機関
問**16**	名簿の訂正の申請書類は	答**16**	①訂正申請書 ②変更を証明する書類（戸籍とう本または戸籍抄本）
問**17**	歯科技工士が死亡または失踪した場合に必要な手続きは	答**17**	戸籍法による届出義務者（親族，同居人，家主，地主）が名簿登録の消除申請を行う
問**18**	答**17**の申請期日は	答**18**	30日以内
問**19**	答**17**の申請先は	答**19**	指定登録機関
問**20**	免許証の書換交付を申請するのはどのような場合か	答**20**	免許証の記載事項（氏名，本籍地都道府県名）に変更を生じたとき
問**21**	免許証の書換交付の申請先は	答**21**	指定登録機関
問**22**	免許証の書換交付の申請書類は	答**22**	①申請書 ②変更の事実を証明する書類
問**23**	免許証の再交付を申請できるのはどのような場合か	答**23**	①免許証を紛失したとき ②免許証を破ったり汚したりしたとき

3

歯科技工士法

問 **24** 免許証の再交付の申請書類とは

答 **24** ①再交付申請書
②厚生労働大臣の定める額の手数料
③破り，または汚した場合は，その免許証

問 **25** 免許証の再交付の申請先は

答 **25** 指定登録機関

問 **26** 再交付後に失った免許証明書を発見したときは

答 **26** 発見後5日以内に，指定登録機関に返納する

問 **27** 業務従事者届の届出義務があるのは

答 **27** 業務に従事する歯科技工士

問 **28** 業務従事者届の届出は何年ごとか

答 **28** 2年ごと

問 **29** 業務従事者届の届出先は

答 **29** 就業地の都道府県知事

解説 住所地ではなく，就業地の都道府県知事であることに注意する．

問 **30** 業務従事者届の届出期日は

答 **30** 1月15日

問 **31** 業務従事者届の届出事項は

答 **31** 12月31日現在の
①氏名，年齢および性別
②住所
③歯科技工士名簿登録番号および登録年月日
④業務に従事する場所の所在地および名称

問 **32** 業務従事者届違反の罰則は

答 **32** 30万円以下の罰金

問 **33** 免許の取り消し・業務停止を命ずるのは

答 **33** 厚生労働大臣

問 **34** 免許の取り消し・業務停止となるのはどのような場合か

答 **34** 免許の欠格事由に該当するとき

解説 免許の欠格事由については答 **11** を参照．

問 **35** 免許を取り消された場合，免許証はどうすればよいか

答 **35** 5日以内に指定登録機関に返納する

| 問 **36** 再免許とは | 答 **36** 免許を取り消された者が取り消しの理由に該当しなくなったとき，再び免許を受けることができること |

| 問 **37** 聴聞，弁明とは | 答 **37** 免許の取り消し，業務停止の行政処分を行うにあたって，本人または代理人に意見を述べる機会を与える制度 |

C 試　験

| 問 **38** 歯科技工士国家試験の目的は | 答 **38** 歯科技工士として必要な知識と技能を備えているかを判定する |

| 問 **39** 歯科技工士国家試験の受験資格は | 答 **39** ①文部科学大臣の指定した歯科技工士学校を卒業した者
②都道府県知事の指定した歯科技工士養成所を卒業した者
③歯科医師国家試験または歯科医師国家試験予備試験を受けることができる者
④外国の歯科技工士学校もしくは歯科技工士養成所を卒業し，または外国で歯科技工士の免許を受けた者で，厚生労働大臣が①〜③に掲げる者と同等以上の知識および技能を有すると認めたもの |

| 問 **40** 試験を実施する側の不正とは | 答 **40** 故意もしくは重大な過失により事前に試験問題を漏洩したり，不正な採点を行うこと |

| 問 **41** 不正を行った受験者への処分は | 答 **41** ①受験の停止
②受験の無効
③一定期間の受験停止 |

問 **42** 不正による免許取得者とは

答 **42** 虚偽または不正の事実に基づいて免許を受けた者

D 業　務

問 **43** 歯科技工指示書の必須記載事項は

答 **43** ①患者の氏名
②設計
③作成の方法
④使用材料
⑤発行の年月日
⑥発行した歯科医師の氏名および当該歯科医師の勤務する病院または診療所の所在地
⑦当該指示書による歯科技工が行われる場所が歯科技工所であるときは，その名称および所在地

問 **44** 歯科技工指示書の保存義務者は

答 **44** 当該歯科技工の行われた病院，診療所または歯科技工所の管理者

問 **45** 歯科技工指示書の保存期限は

答 **45** 当該歯科技工が終了した日から2年間

問 **46** 歯科技工士法第20条で定められている業務上の注意は

答 **46** 印象採得，咬合採得，試適，装着などの歯科医療行為を行ってはならない

解説 違反した場合，無資格者の歯科医療行為として，歯科医師法により罰せられる．

問 **47** 守秘義務とは

答 **47** 正当な理由がなく，その業務上知り得た人の秘密を漏らしてはならないという義務

問 **48** 歯科技工士の業務記録の保存義務期間は

答 **48** 3年間

E 歯科技工所

問 **49** 歯科技工所に関する届出が必要なのは	答 **49** 歯科技工所を開設，休止，廃止，再開したとき
問 **50** 答 **49** の届出期日は	答 **50** 10日以内
問 **51** 歯科技工所開設・休廃止・再開の届出の提出先は	答 **51** 歯科技工所所在地の都道府県知事
問 **52** 歯科技工所開設時の届出事項は	答 **52** ①開設者の住所，氏名 ②開設の年月日 ③名称 ④開設の場所 ⑤管理者の住所，氏名 ⑥業務に従事する者の氏名（ならびに，当該者が④の場所以外の場所において，電子計算機を用いた情報処理による，特定人に対する歯科医療の用に供する補てつ物，充てん物または矯正装置の設計およびこれに付随する業務を行う場合は，その旨および当該者の連絡先） ⑦構造設備の概要と平面図
問 **53** 開設者の要件は	答 **53** 特に規定はなく，無資格者が開設してもよい
問 **54** 管理者の要件は	答 **54** 歯科医師または歯科技工士である必要がある
問 **55** 管理者の義務は	答 **55** 歯科技工所に勤務する歯科技工士その他の従業者を監督し，業務遂行に欠けるところがないように必要な注意をしなければならない
問 **56** 構造設備の改善命令が命ぜられるのはどのような場合か	答 **56** 歯科技工所の構造設備の不完全により，補てつ物，充てん物または矯正装置が衛生上有害なものとなるおそれがあるとき

3

歯科技工士法

問 **57** 構造設備の改善命令を命ずるのは誰か

答 **57** 都道府県知事

問 **58** 構造設備の改善命令は誰に対する命令か

答 **58** 開設者

問 **59** 構造設備の改善命令に従わない場合はどうなるか

答 **59** 問題の部分が改善されるまで，当該歯科技工所の使用を禁止することができる

問 **60** 歯科技工所が広告できる事項は

答 **60** ①歯科医師または歯科技工士であること
②歯科技工に従事する歯科医師または歯科技工士の氏名
③歯科技工所の名称，電話番号および所在の場所を表示する事項
④その他都道府県知事の許可を受けた事項

問 **61** 歯科技工所が広告できない事項は

答 **61** ①本人の技能，経歴あるいは学位に関すること
②虚偽の内容

問 **62** 歯科技工所の構造設備，業務内容について監督上必要があると認めたときに，都道府県知事が行うことができるのは

答 **62** ①報告の徴収
②立ち入り検査

問 **63** 歯科技工所の構造設備基準において，歯科技工所の面積は何 m^2 以上必要とされているか

答 **63** $10 m^2$

F 罰 則

問 **64** 業務停止命令違反の罰則は

答 **64** 6か月以下の懲役もしくは30万円以下の罰金，またはこれの併科

問 **65** 秘密を守る義務違反の罰則は

答 **65** 50万円以下の罰金

問 **66** 歯科技工指示書保存義務違反の罰則は

答 **66** 30万円以下の罰金

第 **4** 章

歯科技工管理

📖 知識の整理と重要事項

A 環境管理

1. 歯科技工の作業環境

歯科技工は椅坐位作業が多く，時間とともに作業能率や疲労に影響を与えることになり，作業姿勢に注意しなければならない．また，歯科技工所周囲の物理的環境，化学的環境および生物的環境の諸因子（**表4-1**）に気を配り，常に作業環境の改善に努め，安全と健康を守るようにしなければならない．

表4-1　歯科技工所周囲の環境を構成する諸因子

物理的環境	化学的環境	生物的環境
温熱	ガス	細菌
照明	蒸気	ウイルス
湿度	粉塵	その他の微生物
電磁波	酸素	
音	炭酸ガス	
振動		
風		
気圧		

1）人間工学と作業動作

作業動作を能率的に行うためには，人間工学的に考えられた作業環境システムを利用することが望ましい．

（1）椅坐位作業

① 椅子の高さはひざ裏を圧迫せず，足の裏が浮き上がらない程度とする．
② 椅子・机の高さは，机に手を置いたときに肘より先の前腕部分が椅子の上面と平行になるようにする．
③ 背もたれは第三〜四腰椎の位置で当たるもの．
④ 水平回転式で左右前後に移動できるもの．
⑤ クッションはある程度硬いもの．

人間工学的に最適な椅子と座面の高さは，身長から計算することができる．Webで「椅子の高さ 人間工学 計算」などと検索すると，身長を入力するだけで理想的な椅子・机の高さが表示されるサイトを見つけることができる．

（2）立位作業

① 背筋を伸ばした無理のない姿勢で作業を行うことができる.

② 作業台の高さや器具・器械・器材の配置が適切である.

（3）技工机

① 目との間隔が30～40 cmとなる高さ.

② 幅は肘を張った広さよりも広い.

③ 奥行きは手を伸ばした長さ（約50 cm）よりも広い.

2）歯科技工所の配置と面積

（1）配置

歯科技工所内の作業机，機器などの配置は，技工作業の流れを十分考慮して行う.

（2）面積

労働安全衛生規則において，作業室に必要な面積は「気積」（床面積×床面から4 m以下の天井までの高さの空間）を基準として示されている.

① 労働安全衛生規則による規定：作業室は，設備が占める容積を引いた広さ（気積）が労働者1人あたり10 m^{3}以上であることが必要である.

② 歯科技工所の場合：作業内容，設備などを考えると，最低25 m^{3}の気積が必要で，2人以上が作業する場合には1人につき10 m^{3}の気積を追加した広さが最低基準となる.

また，歯科技工士法施行規則第13条の2に規定される歯科技工所の構造設備基準において，「安全上および防災上支障がないよう機器を配置でき，かつ，10 m^{2}以上の面積を有すること」とされている.

3）歯科技工所の採光と照明

技工作業では，十分な照明下で作業を行うことで眼の疲労を少なくし，作業能率を高める必要がある.そのために，太陽光の採光（昼光照明，自然照明）だけでは十分でない場合には，適切な人工照明を用いるようにする.

4）歯科技工所の換気

適切な換気を行うことにより，快適な温度，湿度を保つとともに，技工所内の空気汚染を少なくすることができる.

[換気方法]

- **自然換気**：窓や出入り口の開放によるもの
- **人工換気**：換気筒，排気筒，換気扇，機械換気を使用するもの

また技工作業中に生じるガスや粉塵に対しては，作業者自身が防塵マスクや防塵眼鏡を着用して身を守ることも重要である.

5）歯科技工所の騒音

技工作業は集中力のいる作業が多く，静かで快適な環境が求められるため，防音対策が必要である.

6）環境汚染対策

　　歯科技工所から排出される物質のうち，下記のものは環境汚染の原因となりうる．

　① 悪臭を伴う有害ガスと煙

　② 研磨による金属粉塵

　③ 酸の廃液

　④ 石膏，埋没材などの取り出し時の浮遊粉塵

　⑤ レジンモノマーの臭気

　　これらによる環境汚染を防ぐための対策としては，吸塵装置や消臭消煙装置の設置，石膏などの産業廃棄物としての適正な処理などがある．

> 産業廃棄物は一般廃棄物とは区別して処理する必要がある．

B　品質管理

1．品質管理指針（厚生労働省）

　　厚生労働省医政局は，2005年3月に「歯科技工所における歯科補てつ物等の作成等及び品質管理指針」を発出している．このなかで，歯科技工所の開設者の義務として以下の内容を定めている．

1）歯科補てつ物等の作成等ごとに，以下の事項について記載した歯科技工録を作成しなければならない．

　　[歯科技工録の記載事項]

　　①作成等に用いる模型等と指示書とを発行した歯科医師から受託した年月日

　　②患者の氏名

　　③作成等部位および設計

　　④作成の方法（作成等手順）

　　⑤使用材料（使用主材料の品名ならびにロットもしくは製造番号）

　　⑥歯科補てつ物等の工程管理に係る業務を管理した記録

　　⑦歯科補てつ物等の最終点検および検査を完了した年月日

　　⑧歯科補てつ物等を委託した歯科医師等に引き渡した年月日

　　⑨その他必要な事項

2）工程管理，点検・検査，苦情処理等，自己点検および教育訓練の手順に関する文書を作成しなければならない．

3）歯科技工録を指示書とともに作成の日から3年間保存すること．

4）開設者は，都道府県知事および医療機関等から歯科技工録の開示の求めがあった場合には，速やかに提示することができるよう整備しておくこととする．

> 指針の全文については，巻末の付表2（p.90〜92）を参照．

> 令和4（2022）年の指針改正により，左記の①〜⑨のほか，「設計等をリモートワークで行った場合は，その旨とリモートワークを行った場所」「歯科技工の工程の一部について，機器を共同利用した場合は，その旨と当該工程を行った歯科技工所名（共同利用する機器を所有する歯科技工所の名称等）」の2点も歯科技工録の記載事項として追加された．

2. 補綴装置のトレーサビリティ

　「トレーサビリティ」は「追跡可能性」を示し，流通における生産者情報などの伝達のための仕組みをいう．

　患者に提供する補綴装置についても，いつ，どこで，だれが，何を使って，何のために，どのような方法で製作されたかを明確に示さなければならない．また歯科医師には管理責任が，歯科技工士には製造責任が伴い，安全で高品質・高精度の装置を供給しなければならない．

　補綴装置のトレーサビリティを確保するためには，歯科技工所において，歯科技工指示書および歯科技工録を適切に管理・保存することが必要である．特に使用材料については，製品名だけではなくロット番号も含めて記録する．

3. 感染予防

　患者の血液，体液，分泌液，排泄物，汚染物などを，すべて感染性をもつ物質であると考えて感染予防対策を講じることをスタンダードプレコーションといい，感染予防の基本概念となっている．

1）歯科技工所における感染予防対策

　技工作業のなかで，歯科技工士が直接患者と接する機会は少ないが，印象体，模型，ろう義歯，咬合床など，歯科診療所と歯科技工所を往復するものが感染経路となる可能性が高いため，以下のような感染予防対策をとる必要がある．

　① 汚染されたものを持ち込むときは，直接手で触れずにグローブで取り扱う．

　② 汚染されたものは流水で水洗いする．

　③ 汚染されたものは薬剤などによる消毒を行う．

　④ マスク，グローブ，眼鏡を使用して作業する．マスク，グローブは使い捨てを選択し，血が付着した場合の廃棄は感染性廃棄物専用の容器に入れて専門業者に回収を依頼する．

　⑤ モデルトリマーには石膏水飛散防止カバーを付与する．

　⑥ 使用した器具は清掃・消毒する．水洗いを行った流し台も同様に清掃・消毒する．

　⑦ 歯科技工所内の換気を行う．

　⑧ 歯科技工所内や白衣を着用しての飲食を行わない．

　⑨ 薬用石鹸を使用して手を洗う習慣を身につける．また体調管理・健康増進は感染症への抵抗力を高めるので，常に健康に留意することが大切である．

一問一答

A 環境管理

問**1** 歯科技工所周囲の物理的環境を構成する因子は

答**1** ①温熱
②照明
③湿度
④電磁波
⑤音
⑥振動
⑦風
⑧気圧

問**2** 歯科技工所周囲の化学的環境を構成する因子は

答**2** ①ガス
②蒸気
③粉塵
④酸素
⑤炭酸ガス

問**3** 歯科技工所周囲の生物的環境を構成する因子は

答**3** ①細菌
②ウイルス
③その他の微生物

問**4** 椅坐位作業に適した椅子・机の条件は

答**4** ①**椅子の高さ**：ひざ裏を圧迫せず，足の裏が浮き上がらない
②**椅子・机の高さ**：机に手を置いたとき前腕部分が椅子の上面と平行になる
③**背もたれ**：第三〜四腰椎の位置で当たる
④**移動性**：水平回転式で前後左右に移動できる
⑤**クッション**：ある程度の硬さがある

問**5** 立位作業に適した作業台の条件は

答**5** ①背筋を伸ばした無理のない姿勢で作業を行うことができる
②作業台の高さや器具・器械・器材の配置が適切である

4

歯科技工管理

問 **6**	技工机の条件は	答 **6**	①**高さ**：目との間隔が30〜40 cm ②**幅**：肘を張った広さよりも広い ③**奥行き**：手を伸ばした長さ（約50 cm）よりも広い
問 **7**	労働安全衛生規則において定められている作業室の気積の要件は	答 **7**	設備が占める容積を引いた広さ（気積）が労働者1人あたり10 m³以上
問 **8**	歯科技工所において必要とされる気積は	問 **8**	最低25 m³で，2人以上が作業する場合には1人につき10 m³の気積を追加した広さが必要
問 **9**	換気方法の種類は	答 **9**	①自然換気 ②人工換気（換気筒，排気筒，換気扇，機械換気）
問 **10**	歯科技工所から排出される物質で環境汚染の原因となりうるのは	答 **10**	①悪臭を伴う有害ガスと煙 ②研磨による金属粉塵 ③酸の廃液 ④石膏，埋没材などの取り出し時の浮遊粉塵 ⑤レジンモノマーの臭気
問 **11**	歯科技工所で行う必要のある環境汚染対策は	答 **11**	①吸塵装置や消臭消煙装置の設置 ②石膏などの産業廃棄物としての適正な処理

B 品質管理

問12 「歯科技工所における歯科補てつ物等の作成等及び品質管理指針」で定められている歯科技工録の記載事項は

答12 ①作成等に用いる模型等と指示書とを発行した 歯科医師 から 受託した年月日
②患者の氏名
③作成等 部位 および 設計
④作成の 方法 (作成等手順)
⑤ 使用材料 (使用主材料の 品名 ならびに ロット もしくは 製造番号)
⑥歯科補てつ物等の 工程管理 に係る業務を管理した 記録
⑦歯科補てつ物等の 最終点検 および 検査 を完了した 年月日
⑧歯科補てつ物等を 委託した歯科医師等 に 引き渡した年月日
⑨設計等を リモートワーク で行った場合は，その旨と リモートワークを行った場所
⑩機器を 共同利用 した場合は，その旨と 当該工程を行った歯科技工所名
⑪その他 必要な事項

問13 歯科技工録の 保存期間 は

答13 作成の日から2年間

解説 歯科技工指示書とともに保存する．以前は2年間であったが，指針改正により3年間になった．

問14 歯科技工録の 開示 に関する規定は

答14 歯科技工所の開設者 は， 都道府県知事 および 医療機関 等から 歯科技工録の開示の求め があった場合， 速やかに提示する ことができるよう 整備 しておくこと

問15 トレーサビリティとは

答15 「追跡可能性」のことで，流通における生産者情報などの伝達のための仕組みをいう

4

歯科技工管理

問 **16** 補綴装置のトレーサビリティにおいて，患者に示す必要がある情報は

答 **16**　①いつ
　　②どこで
　　③だれが
　　④何を使って
　　⑤何のために
　　⑥どのような方法
　　で製作されたか

問 **17** スタンダードプレコーションとは

答 **17**　患者の血液，体液，分泌液，排泄物，汚染物などを，すべて感染性をもつ物質であると考えて感染予防対策を講じること

問 **18** 歯科技工所における感染予防対策は

答 **18**　[汚染されたものの取り扱い]
　　①直接 手 で触れずに グローブ で取り扱う
　　② 流水 で 水洗い する
　　③ 薬剤 などによる 消毒 を行う
　　[機械・器具の使用と処理]
　　①作業時には マスク ， グローブ ， 眼鏡 を着用する
　　② モデルトリマー には 石膏水飛散防止カバー を付与する
　　③使用した器具は 清掃 ・ 消毒 する（ 水洗い を行った 流し台 も同様）
　　[歯科技工所内の環境]
　　① 換気 を行う
　　② 歯科技工所 内での 飲食 ，白衣を着用 しての 飲食 を行わない
　　[日常生活]
　　① 薬用石鹼 を使用して 手を洗う 習慣を身につける
　　② 体調管理 ・ 健康増進 に留意し， 感染症への抵抗力 を高める

第5章 歯科医療関係法規

知識の整理と重要事項

A 医療法

1. 目 的

医療法（昭和23年制定・平成12年改正）は，医療を受ける者による医療に関する適切な選択を支援するために必要な事項，医療の安全を確保するために必要な事項，病院，診療所および助産所の開設・管理に関し必要な事項やこれらの施設の整備，医療提供施設相互間の機能の分担および業務の連携を推進するために必要な事項を定めること等により，医療を受ける者の利益の保護および良質かつ適正な医療を効率的に提供する体制の確保を図り，国民の健康の保持に寄与することを目的とする．

2. 病院，診療所の定義

1) 病院（病院，療養型病床群，地域医療支援病院，特定機能病院）

「病院」とは，20人以上の患者を入院させるための施設を有するものをいう．

また，地域における医療の確保のために必要な支援に関する次に掲げる要件に該当するものは，その所在地の都道府県知事の承認を得て地域医療支援病院と称することができる．

① 他の病院または診療所から紹介された患者に対し医療を提供し，かつ，医師，歯科医師，その他の医療従事者の診療，研究または研修のために利用させる体制が整備されていること．

② 救急医療を提供する能力を有すること．

③ 厚生労働省令で定める数以上の患者の収容施設を有すること．

2) 診療所

「診療所」とは，患者を入院させるための施設を有しないもの，または19人以下の患者を入院させるための施設を有するものをいう．

3) その他の医療機関

① 助産所（9人までの妊婦・産婦・褥婦の入所施設を有する）

② 介護老人保健施設

> 褥婦とは，出産後の女性のことをいう．

3. 医療機関の開設・休廃止，管理

1）医療機関の開設・休廃止

　　許可を要する場合と，届出のみでよい場合がある．

2）医療機関の管理

　　医業＝医師，歯科医業＝歯科医師，助産所＝助産師の管理者が必要である．

4. 医療機関の人員・施設・設備

　　医療機関の人員・施設・設備にはそれぞれ基準がある．

5. 医療機関の指導・監督

1）報告命令・立入検査

　　厚生労働大臣，都道府県知事，保健所を設置する市の市長または特別区の区長は，その開設者または管理者に必要な報告を命じ，または医療監視員を立ち入らせ，その清潔保持の状況，構造設備，診療録，助産録その他の帳簿類を検査させることができる．

2）使用制限・禁止，改善命令

　　都道府県知事は，衛生上有害もしくは保安上危険と認めるときは，その開設者に対し，期間を定めて，その使用の制限・禁止または修繕・改築を命ずることができる．

6. 公的医療機関と医療法人

　　公的医療機関とは，都道府県，市町村，その他厚生労働大臣の定める者の開設する病院または診療所をいう．これは，医療機関の偏在を防ぎ，すべての国民に適正な医療を保障するために設けられた制度である．

　　医療法人は，人的・物的に規制の厳しい医業を個人経営で行うことは難しいが，営利目的の医業が禁止されていて（医療法第7条6項）会社組織にもできないため，医業の永続性を確保し，資金調達を容易にするために制度が設けられた．

7. 医業等の広告・診療科名

　　医業等の広告や診療科名が虚偽または誇大なものになり公衆を惑わすことがないよう，それらには制限がある．

1）広告できる事項

　　① 医師または歯科医師である旨
　　② 診療科名（政令で定めるもの，厚生労働大臣の許可を受けたもの）
　　③ 病院または診療所の名称，電話番号・所在の場所を表示する事項

病院・診療所の開設については医療法で，歯科技工所の開設については歯科技工士法で規定されている．

④ 常時診療に従事する医師または歯科医師の氏名

⑤ 診療日または診療時間

⑥ 入院設備の有無

⑦ 療養型病床群の有無

⑧ 紹介をすることができる他の病院または診療所の名称

などである．特に⑧は地域医療支援病院新設との関係で重要である．

なお，歯科医業において，広告することが認められている診療科名は，「歯科」，「矯正歯科」，「小児歯科」，「歯科口腔外科」の4科またはこれらを組み合わせたものである．

歯科医療関係者法

歯科医療関係者の資格および業務に関連する法律は歯科医師法（昭和23年），歯科衛生士法（昭和23年），歯科技工士法（昭和30年）の歯科3法である．医療法を含めて歯科4法，歯科口腔保健の推進に関する法律を加えて歯科5法ともいう．

B 歯科医師法

1. 目 的

この法律は，歯科医師の任務（次項）の重要性にかんがみ，その資格を高い水準で厳格に定めるとともに，その業務に関して国民保健の見地から必要かつ適当なる規制をすることを目的としている．

2. 歯科医師の任務

歯科医療および保健指導をつかさどることによって，公衆衛生の向上および増進に寄与し，国民の健康な生活を確保することである．

3. 免 許

1）免許の資格要件

歯科医師国家試験に合格した者に与える．

2）免許の絶対的欠格事由

未成年者，成年被後見人または被保佐人には，免許を与えない．

成年被後見人とは，精神上の障害などにより判断能力のない常況にあるため，成年被後見人の宣告を受けた者をいう．

被保佐人とは，精神活動が弱く判断能力が劣るため，被保佐人宣告を受けた者をいう．

3) 免許の相対的欠格事由

心身の障害により歯科医師の業務を適正に行うことができない者として厚生労働省令で定めるもの，または麻薬・大麻・あへんの中毒者，罰金以上の刑（懲役，禁錮，罰金）に処せられた者，医事に関し犯罪または不正行為のあった者には，免許を与えないことがある．

4) 医籍・免許証・歯科医師届

厚生労働省に歯科医籍を備え，歯科医師免許に関する事項を登録する．免許は，歯科医籍に登録することによって行い，免許を与えたときは，歯科医師免許証を交付する．歯科医師は，2年ごとに，歯科医師の届け出をしなければならない．この違反者は50万円以下の罰金に処せられる．

5) 免許の取り消し・歯科医業停止・再免許

歯科医師が絶対的欠格事由に該当するに至ったときは，免許が取り消される．相対的欠格事由に該当するに至ったとき，または歯科医師としての品位を損するような行為があったときは，免許の取り消しまたは一定期間の歯科医業の停止を命ぜられることがある．

免許の取り消し・歯科医業停止・再免許の処分を行うにあたっては，あらかじめ医道審議会の意見を聴かなければならない．免許の取り消し処分をしようとするときは，厚生労働大臣による聴聞に代えて，都道府県知事に，当該処分に係わる者に対する意見の聴取を行わせることができる．

免許の取り消し処分を受けた者が歯科医業を行えば無資格歯科医業となり，3年以下の懲役または100万円以下の罰金，またはこれを併科される．歯科医業停止を命ぜられた者が歯科医業を行えば，1年以下の懲役または50万円以下の罰金，またはこれを併科される．

4. 試　験

1) 試験の内容

臨床上必要な歯科医学および口腔衛生に関して，歯科医師として具有すべき知識および技能について行う．

2) 試験の実施

毎年少なくとも1回，厚生労働大臣が実施する．

3) 受験資格

① 学校教育法に基づく大学において歯学の正規の課程を修めて卒業した者．

② 予備試験に合格し1年以上の診療および口腔衛生に関する実地訓練を経た者．

③ 外国の歯科医学校を卒業しまたは外国で歯科医師の免許を取得し，①，②と同等以上の学力および技能を有すると認定された者．

以上①～③のいずれかに該当する場合に，歯科医師国家試験を受験する

ことができる.

　なお，受験の絶対的欠格事由，相対的欠格事由は，免許の絶対的欠格事由，相対的欠格事由に準ずる.

5. 業　務

　①歯科医業の制限，②名称使用の制限，③診療義務（応召義務），④無診察治療の禁止，⑤保健指導の義務，⑥診断書交付義務，⑦処方せん交付義務，⑧診療録の記載と保存の義務が定められている.

　診療に従事する歯科医師は，診察・治療の求めがあった場合，自分の病気等のため診療が不可能であるなど正当な事由がなければ，これを拒んではならない．また自ら診察しないで治療をしてはならない．そして，本人またはその保護者に対し，療養の方法その他，保健の向上に必要な事項の指導をしなければならない．文書としては診断書と処方せんがある．診断書の交付の求めがあった場合は，正当な事由がなければ，それを拒否してはならない．患者に対し治療上，薬剤を調剤して投与する必要があると認めた場合には，患者または看護者に対して処方せんを交付しなければならない.

C　歯科衛生士法

1. 目　的

　歯科衛生士の資格を定め，もって歯科疾患の予防および口腔衛生の向上を図ることを目的とする.

2. 歯科衛生士の定義

　歯科衛生士とは，厚生労働大臣の免許を受けて，歯科医師の指導の下に，歯牙および口腔の疾患の予防処置として，歯の付着物・沈着物の除去，歯牙・口腔に対する薬物の塗布，および歯科診療の補助，歯科保健指導を行うことを業とする者をいう.

　歯科技工士との相違は，歯科技工士が間接的に補綴物等を作成するのに対して，歯科衛生士は直接，患者に接して予防処置や保健指導ができることである.

　なお，2014年の歯科衛生士法改正により，これまで「歯科医師の直接の指導の下に」行うとされていた歯科衛生士の業務について，「直接の」の文言を削除する見直しが行われた.

歯科予防処置：スケーリング（歯石除去），フッ化物歯面塗布など
歯科診療の補助：患者説明，ラバーダム防湿などの前準備，プロービング検査（歯周ポケット深さの検査）など
歯科保健指導：ブラッシング指導，間食指導など

3. 免　許

1）免許の資格要件
歯科衛生士試験に合格した者.

2）免許の欠格事由
罰金以上の刑に処せられた者，歯科衛生士の業務に関し犯罪または不正の行為があった者，心身の障害により業務を適正に行うことができない者として厚生労働省令で定めるもの，麻薬・あへん・大麻の中毒者には，免許を与えないことがある.

平成13年の欠格事由の見直しにより，歯科衛生士，歯科技工士の免許の絶対的・相対的欠格事由が欠格事由に改正された.

歯科技工士免許の欠格事由と比較すると，歯科衛生士の業務が患者対面行為であるということ，歯科技工士の業務が患者非対面行為であるということを反映している.

3）歯科衛生士名簿・免許証・業務従事者届
厚生労働省に歯科衛生士名簿を備え，免許に関する事項を登録する. 免許は，試験に合格した者の申請により，歯科衛生士名簿に登録することによって行い，免許を与えたときは，免許証を交付する. 業務に従事する歯科衛生士は，2年ごとに，業務従事者届を提出しなければならない. この違反者は30万円以下の罰金となる. なお，厚生労働大臣は，指定登録機関に歯科衛生士の登録の実施等に関する事務を行わせることができる.

4）免許の取り消し・業務停止・再免許
歯科衛生士が欠格事由に該当し，または歯科衛生士としての品位を損するような行為があったときは，厚生労働大臣はその免許を取り消し，または期間を定めて業務の停止を命ずることができる. なお，これらの処分にあたっては，処分を受ける者に，厚生労働大臣指定の職員等に対して弁明する機会を与えなければならない.

免許取り消しの処分を受けた者であっても，その者がその取り消し理由となった事項に該当しなくなったとき，その他その後の事情により再び免許を与えるのが適当であると認められるに至ったときは，再免許を受けることができる.

免許取り消し処分を受けた者が業務を行えば無資格者の業務行為となり，1年以下の懲役または50万円以下の罰金，またはこれを併科し，業務停止を命ぜられた者が業務を行えば，6カ月以下の懲役または30万円以下の罰金，またはこれを併科する.

4. 試　験

1) 試験の内容
歯科衛生士として必要な知識および技能について行う.

2) 試験の実施
厚生労働大臣が毎年少なくとも1回実施する. 厚生労働大臣は, 指定試験機関に試験に関する事務を行わせることができ, 試験委員に試験問題の作成・採点を行わせるものとする.

3) 受験資格
以下のいずれかに該当する場合に歯科衛生士国家試験を受験することができる.

① 文部科学大臣の指定した歯科衛生士学校を卒業した者.

② 都道府県知事の指定した歯科衛生士養成所を卒業した者.

③ 外国の歯科衛生士学校を卒業し, または外国で歯科衛生士の免許を取得し, ①, ②と同等以上の知識および技能を有すると認められた者.

5. 業　務

①歯科衛生業務および名称の制限, ②歯科医療行為の禁止と業務上の注意が定められている.

歯科衛生士は, 業務を行った場合にはその記録を作成し, 3年間これを保存しなければならない.

D	医薬品, 医療機器等の品質, 有効性及び安全性の確保等に関する法律

1. 目　的

医薬品, 医療機器等の品質, 有効性及び安全性の確保等に関する法律（医薬品医療機器等法）の目的は, 第1条で定められている.

> この法律は, 医薬品, 医薬部外品, 化粧品, 医療機器及び再生医療等製品（以下「医薬品等」という.）の品質, 有効性及び安全性の確保並びにこれらの使用による保健衛生上の危害の発生及び拡大の防止のために必要な規制を行うとともに, 指定薬物の規制に関する措置を講ずるほか, 医療上特にその必要性が高い医薬品, 医療機器及び再生医療等製品の研究開発の促進のために必要な措置を講ずることにより, 保健衛生の向上を図ることを目的とする.

「名称の制限」とは, 無資格者がその資格の名称を名乗ることを制限することである. 歯科衛生士でない者は,「歯科衛生士」という名称を使って歯科保健指導を行うことはできない.

法律の正式名称は「医薬品, 医療機器等の品質, 有効性及び安全性の確保等に関する法律」であるが, 通常は略称の「医薬品医療機器等法」または「薬機法（やっきほう）」とよばれることが多い. 以前は「薬事法」という名称であった.

5 歯科医療関係法規

表5-1　政令による機械器具と歯科材料の区分

歯科材料		機械器具（歯科関係）	
一	歯科用金属	五十九	歯科用ユニット
二	歯冠材料	六十	歯科用エンジン
三	義歯床材料	六十一	歯科用ハンドピース
四	歯科用根管充填材料	六十二	歯科用切削器
五	歯科用接着充填材料	六十三	歯科用ブローチ
六	歯科用印象材料	六十四	歯科用探針
七	歯科用ワックス	六十五	歯科用充填器
八	歯科用石膏及び石膏製品	六十六	歯科用練成器
九	歯科用研削材料	六十七	歯科用防湿器
		六十八	印象採得又は咬合採得用器具
		六十九	歯科用蒸和器及び重合器
		七十	歯科用鋳造器

すなわち，以下の①〜⑤を目的としている.

① 医薬品，医療機器等の品質，有効性，安全性の確保
② 医薬品，医療機器等による危害の発生・拡大の防止
③ 指定薬物の規制
④ 医薬品，医療機器等の研究開発の促進
⑤ ①〜④により，保健衛生の向上を図る

2. 医療機器「歯科技工機器，歯科材料」の定義

医療機器の定義については，医薬品医療機器等法第2条第4項で定められている.

> この法律で「医療機器」とは，人若しくは動物の疾病の診断，治療若しくは予防に使用されること，又は人若しくは動物の身体の構造若しくは機能に影響を及ぼすことが目的とされている機械器具等（再生医療等製品を除く.）であって，政令で定めるものをいう.

政令（医薬品，医療機器等の品質，有効性及び安全性の確保等に関する法律施行令）は，医療機器を，医療用品，歯科材料，衛生用品，動物専用医療機器などに区分して定めている（表5-1）.

3. 医療機器の分類と規制（図5-1）

医薬品医療機器等法上，医療機器の製品を販売するには，製品自体の承認と業態の許認可が必要である.製品自体の承認については，医療機器ではそのリスクに応じて，リスクが特に高いものについては大臣の承認（医薬品医療機器総合機構：PMDAで審査），リスクが中程度であるものについては民間の第三者機関による認証届け出が必要になる.

「業態の許認可」とは，メーカーなどの業者が，「製造業」「販売・貸与業」などの各業態についての許認可を受けることをいう.

医薬品医療機器総合機構（PMDA）は，医薬品や医療機器の承認審査などの業務を行っている独立行政法人である.

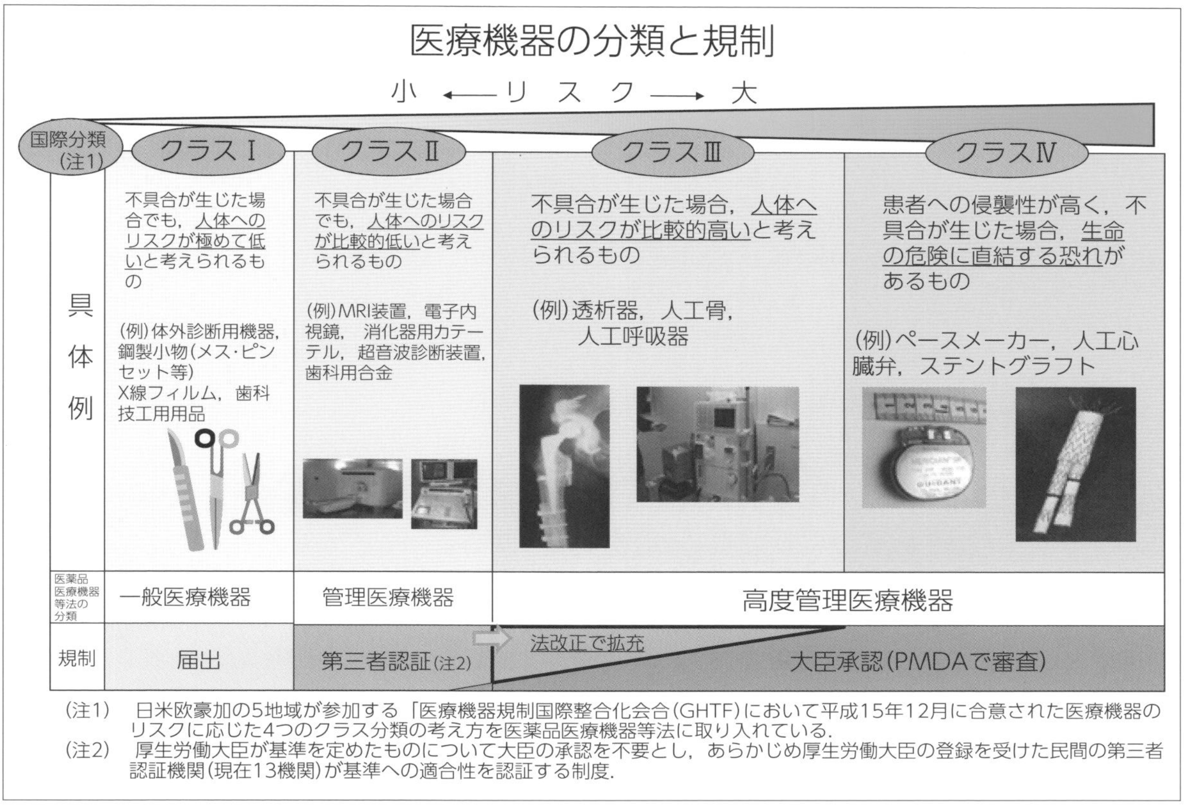

医療機器の分類と規制

小 ← リ ス ク → 大

国際分類(注1)	クラスⅠ	クラスⅡ	クラスⅢ	クラスⅣ
具体例	不具合が生じた場合でも，人体へのリスクが極めて低いと考えられるもの (例)体外診断用機器，鋼製小物(メス・ピンセット等) X線フィルム，歯科技工用用品	不具合が生じた場合でも，人体へのリスクが比較的低いと考えられるもの (例)MRI装置，電子内視鏡，消化器用カテーテル，超音波診断装置，歯科用合金	不具合が生じた場合，人体へのリスクが比較的高いと考えられるもの (例)透析器，人工骨，人工呼吸器	患者への侵襲性が高く，不具合が生じた場合，生命の危険に直結する恐れがあるもの (例)ペースメーカー，人工心臓弁，ステントグラフト
医薬品医療機器等法の分類	一般医療機器	管理医療機器	高度管理医療機器	
規制	届出	第三者認証(注2)	法改正で拡充　　大臣承認(PMDAで審査)	

(注1) 日米欧豪加の5地域が参加する「医療機器規制国際整合化会合(GHTF)において平成15年12月に合意された医療機器のリスクに応じた4つのクラス分類の考え方を医薬品医療機器等法に取り入れている．
(注2) 厚生労働大臣が基準を定めたものについて大臣の承認を不要とし，あらかじめ厚生労働大臣の登録を受けた民間の第三者認証機関(現在13機関)が基準への適合性を認証する制度．

図5-1　医療機器の分類と規制（厚労省資料より）

　　医薬品医療機器等法の改正により，2014年から，以前は大臣承認（PMDA審査）の対象となっていた医療機器の一部が第三者認証の対象となった．この法改正は，PMDAの審査を革新的な医療機器に重点化することを目的としたものである．

1）歯科材料・機器の分類

　　歯科技工に関連する材料・機器は以下のように分類されている．

① **一般医療機器（クラスⅠ）**：歯科技工用品（石膏，ワックス，研磨器具など），CAD/CAM装置など

② **管理医療機器（クラスⅡ）**：歯科用合金，歯科用レジン，歯科用陶材，印象材，口腔内スキャナーなど

③ **高度管理医療機器（クラスⅢ）**：インプラントなど

各分類に該当する医療機器の例については，教本「歯科理工学」p.27の表2-7を参照．

5 歯科医療関係法規

その他の医療関係者法 ＊出題基準外

1．医療関係者法の意義

憲法第25条で，第1項は国民に健康な生活を営む権利を保障し，第2項では，国に公衆衛生の向上に努めるべき責務を命じて，国民の最低限度の生活を守るための医療・保健の根拠を明らかにした．医療関係者法は，こうした憲法の理念を基礎として，医療関係者制度を確立し，医療，保健指導その他の医療関係業務を行わせるために制定されたものである．

2．医師法（昭和23年制定）

1）定　義

医師とは，医療および保健指導をつかさどることにより公衆衛生の向上および増進に寄与し，国民の健康な生活を守る者をいう．

2）免許・試験

歯科医師とほぼ同様の定めがある．

3）業　務

①医業の制限，②名称使用の制限，③診療義務（応召義務），④無診察治療の禁止，⑤保健指導の義務，⑥診断書交付義務，⑦処方せん交付義務，⑧診療録の記載と保存の義務が定められている．

3．薬剤師法（昭和35年制定）

1）定　義

薬剤師とは，調剤，医薬品の供給その他薬事衛生をつかさどることにより，公衆衛生の向上と増進に寄与し，国民の健康な生活を確保する者をいう．

2）免許・試験

薬剤師国家試験に合格した者に免許が与えられる．受験資格は，学校教育法に基づく大学において薬学の正規の課程を修めて卒業した者，またはそれと同等以上の学力および技能を有する者．

3）業　務

①調剤，②名称使用の制限，③調剤の求めに応じる義務，④調剤の場所，⑤処方せんによる調剤，⑥処方せんの保存義務，⑦調剤録を備えることが定められている．

> 処方せんの交付は医師・歯科医師が行う．

4．保健師助産師看護師法（昭和23年制定）

1）保健師

（1）定義

保健師とは，保健師の名称を用いて，保健指導に従事することを業とす

る者をいう.

（2）免許・試験

　保健師国家試験に合格した者に免許が与えられる．受験資格は看護師国家試験の受験資格がある者で，文部科学大臣指定の学校で1年以上保健師の学科を修めた者，または都道府県知事指定の養成所を卒業した者.

（3）業務

　①保健業務の制限，②業務従事者の届出，③保健師に対する主治医の指示，④保健師に対する保健所長の指示，⑤特定行為の制限が定められている.

2）助産師

（1）定義

　助産師とは，助産または妊婦，褥婦もしくは新生児の保護指導を行うことを業とする女子をいう.

（2）免許・試験

　助産師国家試験に合格した者に免許が与えられる．受験資格は看護師国家試験の受験資格がある者で，文部科学大臣指定の学校で1年以上助産の学科を修めた者，または都道府県知事指定の養成所を卒業した者.

（3）業務

　①非助産師の業務禁止，②業務従事者の届出，③異常妊婦等の処置禁止，④応召義務および証明書等の交付義務，⑤証明書等の交付に関する制限，⑥異常死産児の届出義務，⑦助産録の記載・保存の義務が定められている.

3）看護師

（1）定義

　看護師とは，傷病者もしくは褥婦に対する療養上の世話または診療の補助（歯科診療を含む）を行うことを業とする者をいう.

（2）免許・試験

　看護師国家試験に合格した者に免許が与えられる．受験資格は，文部科学大臣指定の学校で3年以上看護の学科を修めた者，都道府県知事指定の養成所を卒業した者，免許取得後3年以上業務に従事している准看護師，または高等学校を卒業した准看護師で，上記の学校等で2年以上修業した者.

（3）業務

　看護業務の制限．主治医の指示なしに，診療機械の使用，医薬品の授与または指示，その他医師・歯科医師が行うのでなければ衛生上危害の生ずるおそれのある行為をしてはならない.

4）准看護師

（1）定義

　准看護師とは，医師・歯科医師または看護師の指示の下に，看護業務を行うことを業とする者をいう.

（2）免許・試験

准看護師試験に合格した者に免許が与えられる．受験資格は，文部科学大臣指定の学校において2年の看護の学科を修めた者，または厚生労働大臣の定めた基準に従い都道府県知事の指定した養成所を卒業した者．

（3）業務

准看護師の業務の制限．看護師同様に単独での医療行為は禁止されている．

5. 救急救命士法（平成3年制定）

1）定　義

救急救命士とは，救急救命士の名称を用いて，医師の指示の下に，救急救命処置（重度傷病者が病院等に搬送されるまでの間に，その者に対して行われる気道確保，心拍回復等の処置）を行うことを業とする者をいう．

2）免許・試験

救急救命士国家試験に合格した者に免許が与えられる．受験資格は，高等学校卒業後，文部科学大臣指定の学校または都道府県知事指定の養成所において，2年以上救急救命士に必要な知識および技能を修得した者，または大学において厚生労働大臣の指定する科目を修めて卒業した者．

3）業　務

医師の具体的指示が必要．原則として救急用自動車等以外の場所で行ってはならない．

6. 診療放射線技師法（昭和26年制定）

1）定　義

診療放射線技師とは，医師・歯科医師の指示の下に，放射線を人体に照射することを業とする者をいう．

エックス線撮影は医師，歯科医師，診療放射線技師のみに認められている

2）免許・試験

診療放射線技師国家試験に合格した者に免許が与えられる．受験資格は高等学校卒業後，文部科学大臣指定の学校もしくは都道府県知事指定の養成所において3年以上診療放射線技師に必要な知識と技能を修得した者．

3）業　務

業務独占・名称独占．放射線の人体への照射は，医師・歯科医師の具体的指示により，病院または診療所で行うことを原則とする．

7. 臨床検査技師等に関する法律（昭和33年制定）

1）定　義

臨床検査技師とは，臨床検査技師の名称を用いて医師または歯科医師の指示の下に，微生物学的・血清学的・血液学的・病理学的・寄生虫学的・生化学的検査および厚生労働省令で定める生理学的検査を行うことを業と

する者をいう.

2）免許・試験

　　臨床検査技師国家試験に合格した者に免許が与えられる．受験資格は高等学校卒業後，文部科学大臣指定の学校もしくは都道府県知事指定の養成所において3年以上臨床検査に必要な知識と技能を修得した者.

3）業　務

　　名称独占．診療の補助として採血等をすることができる.

8. 臨床工学技士法（昭和62年制定）

1）定　義

　　臨床工学技士とは，臨床工学技士の名称を用いて，医師の指示の下に，生命維持管理装置の操作および保守点検を行うことを業とする者をいう.

2）免許・試験

　　臨床工学技士国家試験に合格した者に免許が与えられる．受験資格は高等学校卒業後，文部科学大臣指定の学校もしくは都道府県知事指定の養成所において3年以上臨床工学技士に必要な知識と技能を修得した者.

3）業　務

　　名称独占．医師の具体的な指示を受け，診療の補助として生命維持管理装置の操作を行うことを業とする.

9. 理学療法士及び作業療法士法（昭和40年制定）

1）定　義

　　理学療法士とは，医師の指示の下に，理学療法（基本的動作能力の回復をはかるため物理的手段を加える）を行うことを業とする．作業療法士とは，同様に，作業療法（応用的動作能力・社会的適応能力の回復を図るため作業を行わせる）を行うことを業とする者をいう.

2）免許・試験

　　各国家試験に合格した者に免許が与えられる．受験資格は高等学校卒業後，文部科学大臣指定の学校もしくは都道府県知事指定の養成所において3年以上理学療法士・作業療法士に必要な知識と技能を修得した者.

3）業　務

　　名称独占．診療の補助として理学療法・作業療法を業として行うことができる.

理学療法士は，病院・診療所において，または医師の具体的な指示を受けて，マッサージを業として行うことができる.

10. 視能訓練士法（昭和46年制定）

1）定　義

　　視能訓練士とは，医師の指示の下に，両眼視機能に障害のある者に対し，その回復のための矯正訓練およびこれに必要な検査を行うことを業と

する者をいう.

2) 免許・試験

視能訓練士国家試験に合格した者に免許が与えられる. 受験資格は高等学校卒業後, 文部科学大臣指定の学校もしくは都道府県知事指定の養成所において3年以上視能訓練士に必要な知識と技能を修得した者.

3) 業　務

名称独占. 医師の具体的な指示を受け, 診療の補助として両眼視機能の回復のための矯正訓練や検査を行うことを業とする.

11. 言語聴覚士法（平成9年制定）

1) 定　義

言語聴覚士とは, 言語聴覚士の名称を用いて, 音声機能, 言語機能または聴覚に障害のある者についてその機能の維持・向上を図るため, 言語訓練その他の訓練, これに必要な検査および助言, 指導その他の援助を行うことを業とする者をいう.

2) 免許・試験

言語聴覚士国家試験に合格した者に免許が与えられる. 受験資格は高等学校卒業後, 文部科学大臣指定の学校もしくは都道府県知事指定の養成所において3年以上言語聴覚士に必要な知識および技能を習得した者.

3) 業　務

名称独占. 診療の補助として, 嚥下訓練, 人工内耳の調整, 聴力検査, 聴性脳幹反応検査, 音声機能に係わる検査および訓練, 言語機能に係わる検査および訓練, 耳型の採得, 補聴器の装用訓練を業とする.

12. 義肢装具士法（昭和62年制定）

1) 定　義

義肢装具士とは, 義肢装具士の名称を用いて, 医師の指示の下に, 義肢（上下肢の欠損の補填・機能の代替をする器具機械）および装具の製作および身体への適合を行うことを業とする者をいう.

2) 免許・試験

義肢装具士国家試験に合格した者に免許が与えられる. 受験資格は高等学校卒業後, 文部科学大臣指定の学校もしくは都道府県知事指定の養成所において3年以上義肢装具士に必要な知識と技能を修得した者.

3) 業　務

名称独占. 医師の具体的な指示を受け, 診療の補助として義肢装具の採型・適合を行うことを業とする.

一問一答

A 医療法

問1 医療法の目的は

答1 医療を受ける者 の 利益 の保護と 良質 で 適切 な医療を 効率的に提供 する 体制 の確保を図り, 国民 の 健康の保持 に寄与すること

問2 医療機関の種類は

答2 ①病院
②診療所
③助産所
④介護老人保健施設

問3 医療法が規定されている内容は

答3 ①医療機関の開設・休廃止, 管理
②医療機関の人員・施設・設備の基準
③医療機関の指導・監督
④公的医療機関と医療法人の制度
⑤医業等の広告・診療所名の制限

問4 病院, 診療所の定義は

答4 病院： 20人以上の患者 を 入院させるための施設 を有するもの
診療所： 患者を入院させる施設 を有しないもの, または 19人以下の患者 を 入院させるための施設 を有するもの

B 歯科医師法

問5 歯科医師法の目的は

答5 歯科医療 および 保健指導 をつかさどることによって, 公衆衛生 の 向上 および 増進 に 寄与 し, もって 国民 の 健康な生活 を 確保 すること

5
歯科医療関係法規

問**6**　歯科医師法の内容は

答**6**　①免許の資格要件，欠格事由，登
録，取り消し，歯科医業停止，
再免許
②試験の内容，実施，受験資格
③業務の内容

C 歯科衛生士法

問**7**　歯科衛生士法の目的は

答**7**　歯科衛生士 の 資格 を定め，歯科疾
患 の 予防 および 口腔衛生 の 向上
を図る

問**8**　歯科衛生士法の内容は

答**8**　①免許の資格要件，欠格事由，登
録，取り消し，業務停止，再免許
②試験の内容，実施，受験資格
③業務の内容

D 医薬品，医療機器等の品質，有効性及び安全性の確保等に関する法律

問**9**　医薬品，医療機器等の品質，有効性及び安全性の確保等に関する法律（医薬品医療機器等法）の目的は

答**9**　医薬品，医薬部外品，化粧品，医
療機器 および 再生医療等製品 の
品質，有効性 および 安全性 の確
保ならびにこれらの使用による 保
健衛生上の危害 の 発生 および 拡
大 の防止のために必要な規制を行
うとともに，保健衛生 の 向上 を図
ること

問10 医薬品医療機器等法における「医療機器」の定義は

答10 ｜人｜もしくは動物の｜疾病｜の｜診断｜，｜治療｜もしくは｜予防｜に使用されること，または｜人｜若しくは動物の｜身体｜の｜構造｜もしくは｜機能｜に｜影響｜を及ぼすことが目的とされている｜機械器具等｜

解説 政令で機械器具，医療用品，歯科材料，衛生用品，動物専用医療機器などに区分して定められている.

医療関係者法　　　　　　　　　　　　　　　　　　　＊出題基準外

問11 業務独占資格とは

答11 ｜特定の業務｜に際して，｜特定の資格の免許を有する者｜だけが｜業務｜を行うことができ，｜資格｜がなければ｜その業務を行うこと｜が｜禁止｜されている｜資格｜

問12 名称独占資格とは

答12 ｜資格｜がなくても｜その業務｜に｜従事する｜ことはできるが，｜資格取得者｜のみが｜特定の資格（肩書き）｜を｜名乗る｜ことができ，｜資格｜を所有していない者は｜法律｜に定める｜特定の名称｜を｜名乗る｜ことができない｜資格｜

解説
・業務独占および名称独占
　→医師，歯科医師，薬剤師，診療放射線技師，助産師，看護師，准看護師，歯科衛生士
・業務独占のみ
　→歯科技工士
・名称独占のみ
　→保健師，救急救命士，臨床検査技師，臨床工学技士，理学療法士，作業療法士，視能訓練士，言語聴覚士，義肢装具士

問 **13** 医師の定義は	答 **13** 医療 および 保健指導 をつかさどることによって 公衆衛生 の 向上 および 増進 に寄与し, 国民 の 健康な生活 を守る者
問 **14** 薬剤師の定義は	答 **14** 調剤 , 医薬品の供給 その他 薬事衛生 をつかさどることにより, 公衆衛生 の 向上 と 増進 に寄与し, 国民 の 健康な生活 を確保する者
問 **15** 保健師の定義は	答 **15** 保健指導 に従事することを業とする者
問 **16** 助産師の定義は	答 **16** 助産 または 妊婦 , 褥婦 もしくは 新生児 の 保護指導 を行うことを業とする女子
問 **17** 看護師の定義は	答 **17** 傷病者 もしくは 褥婦 に対する 療養上の世話 または 診療の補助 (歯科診療 を含む) を行うことを業とする者
問 **18** 救急救命士の定義は	答 **18** 医師 の指示の下に, 救急救命処置 を行うことを業とする者
問 **19** 診療放射線技師の定義は	答 **19** 医師・歯科医師 の指示の下に, 放射線 を人体に 照射 することを業とする者
問 **20** 臨床検査技師の定義は	答 **20** 医師・歯科医師 の指示の下に, 微生物学的 ・ 血清学的 ・ 血液学的 ・ 病理学的 ・ 寄生虫学的 ・ 生化学的 検査および厚生労働省令で定める 生理学的 検査を行うことを業とする者
問 **21** 臨床工学技士の定義は	答 **21** 医師 の指示の下に, 生命維持管理装置 の 操作 および 保守点検 を行うことを業とする者

問22 理学療法士の定義は

答22 医師 の指示の下に，理学療法 を行うことを業とする者

解説 理学療法＝基本的動作能力の回復のために，物理的手段を加えること

問23 作業療法士の定義は

答23 医師 の指示の下に，作業療法 を行うことを業とする者

解説 作業療法＝応用的動作能力・社会的適応能力の回復のために，作業を行わせること

問24 視能訓練士の定義は

答24 医師 の指示の下に，両眼視機能 に障害のある者に対し，その回復 のための矯正訓練 およびこれに必要な検査 を行うことを業とする者

問25 言語聴覚士の定義は

答25 医師・歯科医師 の指示の下に，音声機能，言語機能 または聴覚 に障害のある者に対し，その機能の維持・向上 を図るため，言語訓練 その他の訓練，これに必要な検査 および助言，指導 その他の援助 を行うことを業とする者

問26 義肢装具士の定義は

答26 医師 の指示の下に，義肢 および装具 の製作 および身体への適合 を行うことを業とする者

その他の関係法規

📖 知識の整理と重要事項

保健関係法規 ＊出題基準外

1. 保健衛生法規

1) **地域保健法**（昭和22年保健所法として制定，平成6年現名称に改正）

> 保健所の事業や組織については，2章のp.18〜19を参照.

①本法の目的および基本理念，②地域保健対策推進の基本指針，③保健所（保健所の設置，保健所の事業，保健所の組織）等を規定する.

2) **母子保健法**（昭和40年制定）

母性・乳児・幼児の健康の保持および増進を図ることを目的とする（3歳児健康診査等）.

3) **健康増進法**（平成14年制定）

①国民の責務，②国および地方公共団体の責務，③健康増進事業実施者の責務等を規定する.

わが国における急速な高齢化の進展および疾病構造の変化に伴い，国民の健康の増進の重要性が著しく増大していることに鑑み，国民の健康の増進の総合的な推進に関し基本的な事項を定めるとともに，国民の栄養の改善，その他の国民の健康の増進を図るための措置を講じ，もって国民保健の向上を図ることを目的として制定された.

4) **学校保健安全法**（昭和33年制定）

学校における保健管理および安全管理の規定，幼児，児童，生徒，学生，職員の健康保持増進により学校教育の円滑な実施を目的とする.

5) **高齢者の医療の確保に関する法律**（昭和57年制定，平成20年改正）

高齢期における適切な医療の確保と，前期高齢者に係る保険者間の費用負担の調整，後期高齢者に対する適切な医療の給付等を行うために必要な制度を設け，もって国民保健の向上および高齢者の福祉の増進を図ることを目的として制定された法律である．平成20年3月31日まで名称が「老人保健法」だったが，後期高齢者医療制度の発足にあわせ，平成20年4月1日に現在の名称に変更された.

> 歯科口腔保健の推進に関する法律および歯科衛生行政全般についての詳細は，2章を参照.

6) **歯科口腔保健の推進に関する法律**（平成23年制定）

歯科疾患の予防等による口腔の健康の保持に関する施策を総合的に推進

することで，国民保健の向上に寄与するため制定された．具体的には以下の施策について規定している．①歯科口腔保健に関する知識等の普及啓発，②定期的に歯科検診を受けること等の勧奨，③障害者等が定期的に歯科検診を受けること等のための施策，④歯科疾患の予防のための措置，⑤口腔の健康に関する調査及び研究の推進．

（1）歯科口腔保健に関する条例の策定

各都道府県が，その地域の状況に応じた歯科口腔保健の推進に関する施策を策定，実施するよう定めている．平成31年4月現在，45都道府県で条例が策定されている．

（2）口腔保健支援センターの設置

歯科医療従事者に対する情報提供や研修の実施等を行うため，都道府県，保健所を設置する市，特別区が設置できるとしており，平成31年4月現在，31都道府県で設置されている．現在設置を計画中の都道府県もあり，今後も設置が進むことが見込まれている．

2. 予防衛生法規

1）感染症の予防及び感染症の患者に対する医療に関する法律（平成10年制定）

略して「感染症法」ともよばれる．

「伝染病予防法」（明治40年制定），「性病予防法」，「らい予防法」，「後天性免疫不全症候群の予防に関する法律（エイズ予防法）」が廃止され，この法律に統合された．

（1）目的

感染症の予防および感染症の患者に対する医療に関し必要な措置を定めることにより，感染症の発生を防止し，およびその蔓延の防止を図る．

（2）感染症の定義

従来の法定伝染病に代わり，一～四類，指定感染症および新感染症が定義された．その後，平成15年には，SARS等への対策を迅速かつ的確に講ずるため，一～五類に分類された．

さらに，平成18年12月には，生物テロや事故による感染症の発生・蔓延を防止するための病原体等の管理体制の確立，最新の医学的知見に基づく感染症の分類の見直し，結核を感染症法に位置づけて総合的な対策を実施するため，法改正が行われた（平成19年4月施行）．

① 一類感染症

感染力，罹患した場合の重篤性等に基づく総合的な観点からみた危険性が極めて高い感染症である．疾病名：エボラ出血熱，クリミア・コンゴ出血熱，痘そう，ペスト，マールブルグ病，ラッサ熱，南米出血熱．

② 二類感染症

感染力，罹患した場合の重篤性等に基づく総合的な観点からみた危険性

が高い感染症である．疾病名：急性灰白髄炎，ジフテリア，重症急性呼吸器症候群（SARS），結核，中東呼吸器症候群（MERS），鳥インフルエンザ（H5N1およびH7N9）．

③ 三類感染症

感染力，罹患した場合の重篤性等に基づく総合的な観点からみた危険性は高くないが，特定の職業への就業によって感染症の集団発生を起こしうる感染症である．疾病名：腸管出血性大腸菌感染症（O157），コレラ，細菌性赤痢，腸チフス，パラチフス．

④ 四類感染症

動物，飲食物等の物件を介して人に感染し，国民の健康に影響を与えるおそれのある感染症である（人から人への感染はない）．疾病名：E型肝炎，A型肝炎，黄熱，Q熱，狂犬病，高病原性鳥インフルエンザ，マラリア，その他の感染症（政令で規定，媒介動物の輸入規制，消毒等の措置を講ずることができるもの）．

⑤ 五類感染症

国が感染症発生動向調査を行い，その結果等に基づいて必要な情報を一般国民や医療関係者に提供・公開していくことによって，発生・拡大を防止すべき感染症である．疾病名：インフルエンザ（高病原性鳥インフルエンザを除く），ウイルス性肝炎（E型肝炎およびA型肝炎を除く），クリプトスポリジウム症，後天性免疫不全症候群（AIDS），性器クラミジア感染症，梅毒，麻しん，メチシリン耐性黄色ブドウ球菌感染症（MRSA），その他の感染症（省令で規定）．

⑥ 新型インフルエンザ等感染症

新型インフルエンザおよび再興型インフルエンザ．

⑦ 指定感染症

既知の感染症のなかで上記一〜三類に分類されない感染症において一〜三類に準じた対応の必要が生じた感染症である．政令で1年間に限定して指定される．

⑧ 新感染症

人から人に伝染すると認められる疾病であって，既知の感染症と症状等が明らかに異なり，その伝染力，罹患した場合の重篤度から判断した危険性が極めて高い感染症である．当初は都道府県知事が厚生労働大臣の技術的指導・助言を得て個別に応急対応し，政令で症状等の要件指定をした後に一類感染症と同様の扱いをする感染症．

2）予防接種法（昭和23年制定）

伝染のおそれがある疾病の発生と蔓延を予防するために予防接種を行う．健康被害の迅速な救済を目的としている．一類疾病と二類疾病について，予防接種を行うことが定められている．

労働衛生法規 　　　　　　　　　　　　　　＊出題基準外

1. 労働基準法

　　労働に関する諸条件を規定しており，いわゆる労働法の中心となる法律である．

　　「労働組合法」，「労働関係調整法」とともに労働三法の1つである．

　　憲法第27条2項では，「賃金，就業時間，休息その他の勤労条件に関する基準は，法律でこれを定める」と規定されており，これを受けて昭和22年に制定されたのが本法である．1985年に女子差別撤廃条約批准に伴う国内法整備のために改正され，女子の保護規定が削除された．その後1987年の改正で，週40時間労働制，変形労働時間制，裁量労働制，フレックスタイム制などが規定された．

　　労働基準法における基準は最低限の基準であり，この基準での労働条件の実効性を確保するために独自の制度が設けられている．

2. 労働者災害補償保険

　　「労働者災害補償保険法」に基づき，業務災害および通勤災害にあった労働者またはその遺族に，保険給付を支給する政府管掌の保険制度である．単に労災保険ともいわれ，雇用保険とあわせて労働保険とよばれる．申請は，労働基準監督署に行う．

社会保障関係法規 　　　　　　　　　　　　＊出題基準外

1. 医療保険関係法規

1) 健康保険法（大正11年制定）

　　①本法の目的，②保険者と被保険者，③保険給付（傷病の給付，分娩・出産の給付，死亡の給付），④費用の負担等を規定する．

2) 国民健康保険法（昭和33年制定）

　　①本法の目的，②保険者と被保険者，③保険給付（傷病の給付，分娩・出産の給付，死亡の給付），④費用の負担等を規定する．

3) その他の医療保険関係法規

　　国家公務員→国家公務員共済組合法
　　地方公務員→地方公務員等共済組合法
　　私立学校教職員→私立学校教職員共済法

2. 年金保険関係法規

1）国民年金法 （昭和34年制定）

被保険者→日本国内に住所を有する20歳以上60歳未満すべての者.

2）厚生年金保険法 （昭和29年制定）

常時5人以上の従業員を使用する事業所，船舶等などは厚生年金の強制適用事業所であり，被保険者は適用事業所で働く70歳未満の者である.

3）その他の年金保険関係法規

医療保険と同様である.

3. 社会福祉関係法規

1）生活保護法 （昭和25年制定）

生活保護は，民法上の扶養義務者による扶養が不可能または不十分な場合に，保護を必要とする者（要保護者）の申請に基づいて，その年齢・性・健康状態その他を考慮し，実際の必要に即応して，世帯単位で行われる. 保護の種類には，生活扶助，教育扶助，住宅扶助，医療扶助，出産扶助，生業扶助，葬祭扶助等があり，要保護者の必要に応じて，単給または併給として行われる. 生活扶助は，衣食その他日常生活の需要を満たすために必要な範囲で行われ，医療扶助は，診察，薬剤または治療材料，医学的処置，手術およびその他の治療ならびに施術，病院または診療所への収容，看護，移送の範囲で行われる. 医療扶助は，医療保護施設または指定医療機関における現物給付によって行い，そのほかの扶助は，金銭給付によって行うことを原則とする.

①本法の目的，②生活保護の種類等を規定する.

2）障害者総合支援法 （平成24年制定）

障害者，障害児がその有する能力，適性に応じ，自立した日常生活，または社会生活を営むことができるよう，必要な障害福祉サービスに関わる給付，支援を行う.

歯科医療に関わる自立支援医療→口唇口蓋裂に伴う音声機能，言語機能または咀嚼機能の障害に対する手術や歯科矯正治療等があり，自己負担分が公費負担の対象である.

障害者自立支援法（平成17年制定）の一部を改正し，名称が改められた.

3）児童福祉法 （昭和22年制定）

国・地方公共団体が児童の保護者とともに，児童を心身ともに健やかに育成する責任を負うことを宣言し，その具体的方法を定めることにより，児童福祉の理念を実現することを目的とする. 児童とは，18歳未満の者をいい，乳児（1歳未満），幼児（1歳～就学），少年（就学～18歳未満）に分けている.

①児童福祉の理念，②児童福祉審議会，③児童福祉施設，④育成医療等を規定する．

4）身体障害者福祉法（昭和24年制定）

身体障害者の更生を援助し，その更生のために必要な保護を行い，身体障害者の生活の安定に寄与する等，その福祉の増進を図ることを目的とする．身体障害者とは，一定の身体上の障害（視覚障害，聴覚・平衡機能障害，音声・言語・咀嚼の機能障害，肢体不自由，心臓・腎臓・呼吸器の機能障害等）のある18歳以上の者であって，都道府県知事から身体障害者手帳の交付を受けているものをいう．

①身体障害者とは，②福祉事務所，③身体障害者福祉司，④身体障害者更生相談所，⑤身体障害者相談員，⑥身体障害者手帳，⑦診査・更生相談，⑧更生医療，⑨補装具の交付，⑩更生援護施設への入所，⑪家庭奉仕員による世話，⑫更生医療の給付等を規定する．

5）知的障害者福祉法（昭和35年制定）

知的障害者の自立と社会経済活動への参加を促進するため，知的障害者を援助するとともに必要な保護を行い，もって知的障害者の福祉の増進をはかることを目的とする．

①知的障害者福祉司，②知的障害者更生相談所，③知的障害者援護施設，④知的障害者各種支援事業等を規定する．

6）介護保険法（平成9年制定）

加齢に伴う心身の変化に起因する疾病等により要介護状態となり，介護，機能訓練，看護，療養上の管理等を要する者につき，その能力に応じ自立した日常生活を営むことができるよう，必要な保健医療および福祉サービスの給付を行うため，介護保険制度を設け，国民の保健医療の向上および福祉の増進を図ることを目的とする．

保険者は市町村および特別区であり，被保険者はその区域内に住所を有する65歳以上の者と40歳以上65歳未満の医療保険加入者である．各種給付（介護給付，予防給付，市町村特別給付）を行う．

要介護状態とは，心身上の障害のため，入浴，排せつ，食事等の日常生活における基本的動作の全部または一部につき一定期間継続して常時介護を要する状態をいう．

国民衛生の概況

📖 知識の整理と重要事項

■ 国民衛生の概況 ＊出題基準外

人口静態統計とは,ある特定時点の瞬間的断面における人口の統計を示す.

1. 人口静態・総人口

　　　総人口は1億2,512万5千人〔令和4（2022）年7月1日〕. 年齢三区分の構成は図1のとおりである.

2. 人口動態

1）死因順位

　　　死因別の死亡数などについては表1，2，図2，3のとおりである.

2）乳児（1歳未満）死因順位〔令和3（2021）年〕

　　　1位　先天奇形, 変形および染色体異常
　　　2位　周産期に特異的な呼吸障害および心血管障害
　　　3位　乳幼児突然死症候群

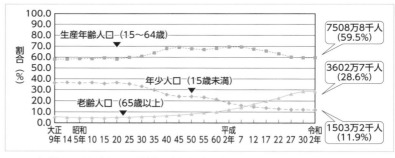

図1　年齢3区分別人口の割合の推移（国勢調査より）

表1　死因順位

	平成7・8年	平成9〜22年	平成23〜28年	平成29年	平成30〜令和3年
1位	悪性新生物（がん）	悪性新生物（がん）	悪性新生物（がん）	悪性新生物（がん）	悪性新生物（がん）
2位	脳血管疾患	心疾患	心疾患	心疾患	心疾患
3位	心疾患	脳血管疾患	肺炎	脳血管疾患	老衰

※平成29年の「肺炎」の低下は, 原死因選択ルールの変更によるものと考えられる.

表2　死因順位別 死亡数・死亡率（人口10万対）・構成割合

| 死　　因 | 令和3年（2021） | | | | 令和2年（2020） | | | | 対前年増減 | |
	死因順位	死亡数（人）	死亡率	死亡総数に占める割合（%）	死因順位	死亡数（人）	死亡率	死亡総数に占める割合（%）	死亡数（人）	死亡率
全　死　因		1,439,856	1,172.7	100.0		1,372,755	1,112.5	100.0	67,101	60.2
悪性新生物〈腫瘍〉	1	381,505	310.7	26.5	1	378,385	306.6	27.6	3,120	4.1
心　疾　患	2	214,710	174.9	14.9	2	205,596	166.6	15.0	9,114	8.3
老　　衰	3	152,027	123.8	10.6	3	132,440	107.3	9.6	19,587	16.5
脳血管疾患	4	104,595	85.2	7.3	4	102,978	83.5	7.5	1,617	1.7
肺　　炎	5	73,194	59.6	5.1	5	78,450	63.6	5.7	− 5,256	− 4.0
誤嚥性肺炎	6	49,488	40.3	3.4	6	42,746	34.6	3.1	6,742	5.7
不慮の事故	7	38,355	31.2	2.7	7	38,133	30.9	2.8	222	0.3
腎　不　全	8	28,688	23.4	2.0	8	26,948	21.8	2.0	1,740	1.6
アルツハイマー病	9	22,960	18.7	1.6	9	20,852	16.9	1.5	2,108	1.8
血管性等の認知症	10	22,343	18.2	1.6	10	20,815	16.9	1.5	1,528	1.3

資料：厚生労働省「人口動態統計」（令和3年）

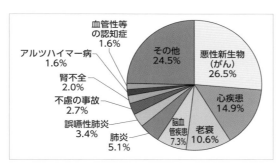

図2　主な死因別死亡数の割合（令和3年）

3）出生の動向

　　令和3（2021）年に生まれた子どもの数（出生数）は前年［令和2（2020）年］よりも約2万9千人少ない81万1,622人となり，過去最少を更新した．一人の女性が生涯に産む子どもの数にあたる合計特殊出生率は1.30と前年に続き低下した．

4）平均寿命

　　厚労省が公開した「令和3年簡易生命表」によれば，「平均寿命」が過去最高を更新して，男性は81.47歳，女性は87.57歳となった．

合計特殊出生率とは，15歳から49歳までの女子の年齢別出生率を合計したもの．一人の女子がその年次の年齢別出生率で一生の間に産むとしたときの平均子ども数のことである．

付章2

国民衛生の概況

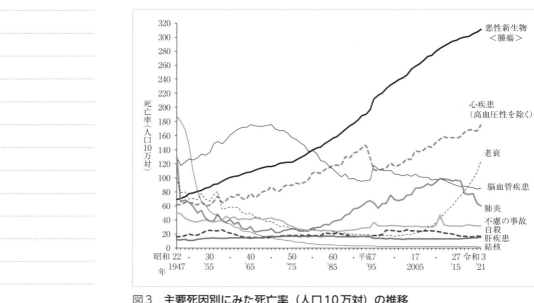

図3　主要死因別にみた死亡率（人口10万対）の推移
資料：厚生労働省「人口動態統計」

3. 歯科保健

1）歯科疾患実態調査

歯科疾患実態調査は現在は5年ごとであるが，平成23（2011）年の調査までは6年ごとに実施されていた．

令和3（2021）年の歯科疾患実態調査は新型コロナウイルス感染症の影響で中止になった．

　　厚生労働省が調査主体となり昭和32（1957）年から実施している．平成28（2016）年の調査が最新であり，5年ごとに実施される．

（1）喪失歯，現在歯の状況

　　最新の平成28年の調査では，5歳以上の多くの年齢階級で，喪失歯を有する人の割合（喪失歯所有者率）は過去の調査よりも減少する傾向を示している．1人平均喪失歯数も減少し，現在歯数が増加している（表3）．

表3　一人平均現在歯数 （単位：本）

年齢	総数	男	女
40〜44	28.0	28.0	28.0
45〜49	27.6	27.6	27.6
50〜54	26.4	25.8	26.8
55〜59	25.3	24.5	25.9
60〜64	23.9	23.7	24.0
65〜69	21.6	21.5	21.7
70〜74	19.7	18.6	20.7
75〜79	18.0	18.5	17.6
80〜84	15.3	15.1	15.5
85〜	10.7	12.0	9.5

資料：厚生労働省「歯科疾患実態調査」
　　　（平成28年）

表4　20本以上の歯を有する者の割合の推移 （単位：％）

年齢	平成5年 （1993）	平成11年 （1999）	平成17年 （2005）	平成23年 （2011）	平成28年 （2016）
40〜44	92.9	97.1	98.0	98.7	98.8
45〜49	88.1	90.0	95.0	97.1	99.0
50〜54	77.9	84.3	88.9	93.0	95.9
55〜59	67.5	74.6	82.3	85.7	91.3
60〜64	49.9	64.9	70.3	78.4	85.2
65〜69	31.4	48.8	57.1	69.6	73.0
70〜74	25.5	31.9	42.4	52.3	63.4
75〜79	10.0	17.5	27.1	47.6	56.1
80〜84	11.7	13.0	21.1	28.9	44.2
85〜	2.8	4.5	8.3	17.0	25.7

資料：厚生労働省「歯科疾患実態調査」

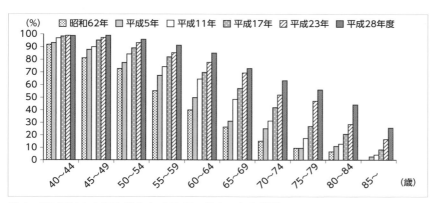

図4　20歯以上の現在歯を有する者の割合の年次推移

資料：厚生労働省「歯科疾患実態調査」
注：昭和62年は，80歳以上でひとつの年齢階級としている．

表5　補綴物の装着の有無と各補綴物の装着者の割合

(単位：%)

年齢	被調査者数 (人)	補綴物 未装着者	ブリッジ 装着者	部分床義歯 装着者	全部床義歯 装着者	インプラント 装着者
15〜19	51	100.0	—	—	—	—
20〜24	70	98.6	1.4	—	—	—
25〜29	86	95.3	4.7	—	—	—
30〜34	139	97.1	2.9	—	—	—
35〜39	190	88.4	10.0	1.6	—	—
40〜44	254	83.9	16.1	1.2	—	2.0
45〜49	202	78.7	20.3	1.5	—	1.5
50〜54	221	60.2	34.4	6.3	0.9	1.4
55〜59	254	47.6	46.9	10.6	1.6	2.8
60〜64	351	41.9	46.7	18.8	4.0	2.3
65〜69	503	29.4	50.9	31.0	8.9	4.6
70〜74	380	24.5	47.9	38.2	14.7	3.7
75〜79	319	21.0	45.5	41.7	20.1	3.4
80〜84	224	13.4	45.1	42.4	31.3	2.7
85〜	136	10.3	36.8	46.3	46.3	—

複数の種類の義歯を装着している者がいるため，義歯装着者の割合を合計すると100%以上となる年齢階級がある．
資料：厚生労働省「歯科疾患実態調査」（平成28年）

　8020（80歳で現在歯数20本以上）を達成した人の割合は，平成23年の40.2%から51.2%に増加している（表4，図4）．

（2）欠損補綴の状況

　欠損補綴物の装着者は55歳以上で半数を超えている．補綴物の種類別にみると，85歳未満ではブリッジ装着者が最も多く，65〜69歳では約半数が装着している．一方，義歯装着者は60代以上から増加し，75歳以上では4割以上の人が部分床義歯を装着している（表5）．

「80歳で20歯以上」は，日本歯科医師会が提唱する8020（ハチマル・ニイマル）運動の目標である（p.13参照）．

付章2
国民衛生の概況

（3）歯肉の状況

高齢になるにつれて歯周ポケットの所有者および対象歯のない人が多くなり，歯周ポケットの所有者の割合は,65～69歳で最高値を示した（**表6**）.

（4）むし歯（う歯）の状況

むし歯（う歯）の処置状況をみると，年齢階級が上がるとともに，健全歯数は減少傾向にあることが認められ，一人平均の未処置歯数は，全年齢階級で1歯前後であった.

12歳の永久歯一人あたり平均むし歯数は，各国間のむし歯状況を評価するための国際的な指標として用いられている．世界保健機関では，2020年までに12歳児の一人あたり平均むし歯数を1にすることを歯科保健目標としていた．わが国の12歳児の一人あたり平均むし歯数（一人平均DMF歯数，DMFT指数）は，昭和50年以降減少してきている（**表7**）.

表6 歯周ポケットの保有者の割合 （単位：％）

年齢	4 mm未満	歯周ポケット（4 mm以上）のある者			対象歯のない者
		総数	4～6 mm	6 mm以上	
15～19	93.9	6.1	6.1	—	—
20～24	74.3	25.7	25.7	—	—
25～29	68.6	31.4	31.4	—	—
30～34	66.9	33.1	30.2	2.9	—
35～39	60.5	39.5	33.7	5.8	—
40～44	55.1	44.9	39.4	5.5	—
45～49	55.4	44.6	40.6	4.0	—
50～54	45.5	54.1	44.5	9.5	0.5
55～59	50.6	47.8	37.5	10.3	1.6
60～64	38.7	57.9	43.6	14.3	3.4
65～69	34.9	60.5	42.3	18.2	4.6
70～74	36.9	53.6	40.4	13.2	9.5
75～79	30.2	55.3	40.3	15.1	14.5
80～84	30.6	47.7	35.6	12.2	21.6
85～	19.1	44.1	31.6	12.5	36.8

資料：厚生労働省「歯科疾患実態調査」（平成28年）

表7 12歳の永久歯の一人あたり平均むし歯（う歯）数など（DMF歯数） （単位：本）

区　　分		昭和62年（1987）	平成9年（1997）	平成19年（2007）	平成29年（2017）	平成30年（2018）	令和元年（2019）	令和2年（2020）	令和3年（2021）
計		4.51	3.34	1.63	0.82	0.74	0.70	0.68	0.65
喪失歯数（M）		0.04	0.04	0.03	0.01	0.01	0.01	0.01	0.01
むし歯（う歯）	計	4.47	3.30	1.60	0.81	0.73	0.69	0.67	0.64
	処置歯数（F）	3.19	2.43	1.01	0.52	0.47	0.45	0.42	0.40
	未処置歯数（D）	1.28	0.87	0.59	0.30	0.27	0.24	0.25	0.24

資料：文部科学省「学校保健統計調査」

医療関係者と医療の動向　　　　　　　　　　＊出題基準外

1. 歯科医療関係者

　　　各医療職種の令和2年（2020）年末時点の人数を**表8**に示す．

1）歯科衛生士

　　　歯科衛生士は，歯科予防処置，歯科診療補助，歯科保健指導を行うことを業とする者である．平成元（1989）年の歯科衛生士法改正により歯科保健指導が業務として加えられ，平成4（1992）年からは，免許権者が都道府県知事から厚生労働大臣に改められた．

　　　令和2（2020）年末時点の就業歯科衛生士数は142,760人で，このうち90％以上が歯科診療所で働いている（**図5**）．

2）歯科技工士

　　　令和2（2020）年末の就業歯科技工士数は34,826人で，このうち歯科技工所勤務は25,561人（73.4％），病院・歯科診療所勤務は8,691人（25.0％）である（**図6**）．また，歯科技工所数は20,879（令和2年末）．

表8　届出・就業医療関係者数
（令和2年12月31日現在）

	実　　数
医　　　　　　　師	339,623
歯　科　医　師	107,443
薬　　剤　　師	321,982
保　　健　　師	55,595
助　　産　　師	37,940
看　　護　　師	1,280,911
准　看　護　師	284,589
歯　科　衛　生　士	142,760
歯　科　技　工　士	34,826
あん摩マッサージ指圧師	118,103
は　　　　り　　師	126,798
き　ゅ　う　師	124,956
柔　道　整　復　師	75,786

資料：厚生労働省「医師・歯科医師・薬剤師
　　　調査」「衛生行政報告例」
注：医師・歯科医師・薬剤師数以外は就業者
　　数である．

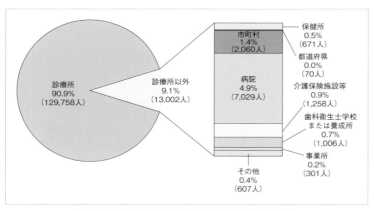

図5　就業場所別にみた就業歯科衛生士数
（令和2年末現在）

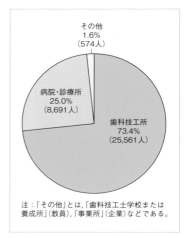

注：「その他」とは，「歯科技工士学校または
養成所」（教員），「事業所」（企業）などである。

図6　就業場所別にみた就業歯科
技工士数　（令和2年末現在）

2. 国民医療費

　令和2（2020）年度の国民医療費は42兆9,665億で，前年度〔令和元（2019）年度〕の44兆3,895億円に比べ1兆4,230億円，3.2％の減少となっている．人口1人あたりの国民医療費は34万600円で，前年度の35万1,800円に比べ1万1,200円．3.2％の減少となっている．

　国民医療費の国内総生産（GDP）に対する比率は8.02％（前年度7.97％），となっている（図7）．

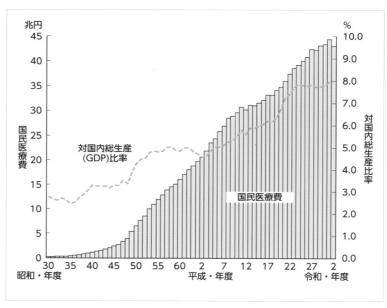

図7　国民医療費の推移

1. AIDS（後天性免疫不全症候群，表9）

感染経路は，①HIV感染者との性行為，②血液または血液製剤の受注，③HIV感染母体から子への母子感染である．なお，日常的接触，プールでの感染，蚊を媒介とする感染，握手による感染は否定されている．

2018年末現在の世界のHIV感染者は3,790万人．わが国のHIV感染者の届出状況は20,386人（平成30年末）．同AIDS患者の届出状況は9,313人（平成30年末）．

エイズ動向委員会の平成30年の報告は，次のとおりである．

① 平成30（2018）年は新規HIV感染者報告数（940人）および新規AIDS患者報告数（377人）はともに前年［平成29（2017）年］より減少して，2年連続での減少となった．

② 新規HIV感染者および新規AIDS患者報告の感染経路は，性的接触によるものが7割以上，特に男性同性間性的接触によるものが多かった．

> AIDS（エイズ）はHIVウイルスの感染によって生じる疾患で，免疫機能が低下する．

表9 HIV感染者・AIDS患者の感染経路別累計数

（平成30（2018）年末現在 単位：人）

診断区分	感染経路	日本国籍			外国国籍			合計		
		男	女	計	男	女	計	男	女	計
HIV	異性間の性的接触	3,117	805	3,922	478	873	1,351	3,595	1,678	5,273
	同性間の性的接触[1]	11,645	4	11,649	843	1	844	12,488	5	12,493
	静注薬物使用	41	2	43	31	3	34	72	5	77
	母子感染	17	10	27	7	9	16	24	19	43
	その他[2]	350	41	391	73	29	102	423	70	493
	不明	1,297	134	1,431	460	566	1,026	1,757	700	2,457
	HIV合計	16,467	996	17,463	1,892	1,481	3,373	18,359	2,477	20,836
AIDS	異性間の性的接触	2,311	273	2,584	313	234	547	2,624	507	3,131
	同性間の性的接触[1]	3,687	3	3,690	195	2	197	3,882	5	3,887
	静注薬物使用	29	4	33	28	3	31	57	7	64
	母子感染	9	3	12	1	6	7	10	9	19
	その他[2]	211	26	237	33	17	50	244	43	287
	不明	1,270	104	1,374	388	163	551	1,658	267	1,925
	AIDS合計[3]	7,517	413	7,930	958	425	1,383	8,475	838	9,313
凝固因子製剤による感染者[4]		1,421	18	1,439	—	—	—	1,421	18	1,439

注：1) 両性間性的接触を含む．
2) 輸血などに伴う感染例，推定される感染経路が複数ある例を含む．
3) 平成11年3月31日までの病状変化によるエイズ患者報告数154件を含む．
4) 「血液凝固異常症全国調査」による2018年5月31日現在の凝固因子製剤による感染者数
出典：エイズ動向委員会報告

③ 新規HIV感染者・AIDS患者報告数に占めるAIDS患者報告数の割合は，約3割のまま推移している．

④ 献血における10万件あたりの陽性者件数は昨年と比べて減少した．血液製剤によるHIV感染を防ぐため，HIV感染症が疑われる場合，保健所等での無料・匿名検査を積極的に利用することが重要である．

⑤ HIV感染症は予防が可能な感染症である．HIVに感染していない者においては，適切な予防策をとること，HIVに感染した可能性がある者においては，まずは自分の感染を知ることが，個人においては早期治療に，社会においては感染の拡大防止に結びつく．保健所の無料・匿名での相談や検査の機会を積極的に利用することが重要である．

2. 感染症

O157（腸管出血性大腸菌感染症）は新規感染症として三類感染症に位置づけられている．

ウイルス性肝炎には，A，B，C，D，Eの5種類がある．わが国で感染する確率の高いものは，A，B，C型であり，特に医療従事者が注意しなければならないのはB型肝炎である．なお，C型は肝硬変から肝がんに移行する確率が高い．

3. 環境汚染物質（ダイオキシン）

ダイオキシンはポリ塩化ジベンゾパラジオキシン（PCDD），ポリ塩化ジベンゾフラン（PCDF）などの総称である．物が燃えるときにできる物質であり，その多くが廃棄物の焼却や塩素処理などの過程に伴い発生していると考えられている．

ダイオキシンは発がん性などが疑われている毒性の強い化学物質であり，環境省が環境中濃度測定などの実態調査を行っている．また，いわゆる環境ホルモンの代表的物質として，人体に対する種々の影響が社会問題となっている．

環境省において人の健康を保護するうえで維持されることが望ましいレベルとして「健康リスク評価指針値」が設定された．それによると体重1キログラムあたり一日の摂取量は5ピコグラム（ピコグラムは1兆分の1グラム）である．

B型肝炎は患者の血液を介して感染する．歯科技工所における感染対策については4章のp.50を参照．

付表 1 衛生行政の沿革（太字は歯科関係）

年号	沿革
明治元（1868）年	政府が西洋医学採用の方針を発表
昭和4（1872）年	文部省に医務課を設置（西洋医学導入と医師の養成）
明治7（1874）年	「医制」の公布（衛生行政・医事・薬事・公衆衛生・医学教育のすべてを含む）
明治8（1875）年	衛生行政を文部省医務局から内務省衛生局に移管
明治30（1897）年	「伝染病予防法」の公布
明治39（1906）年	「医師法（旧法）」，**「歯科医師法（旧法）」公布**
大正11（1922）年	「健康保険法」制定 **歯科医師試験規則の施行**
昭和12（1937）年	「保健所法」制定（全国に保健所が設置）
昭和13（1938）年	厚生省設置（衛生行政を厚生省衛生局に移管）
昭和18（1943）年	「薬事法（旧法）」制定
昭和20（1945）年	「労働組合法」制定
昭和22（1947）年	労働省設置 「労働基準法」，「保健所法」，「児童福祉法」の制定（**保健所業務に歯科が明記**）
昭和23（1948）年	「医療法」，「医師法」，「保健師助産師看護師法（当時は保健婦助産婦看護婦法，後に改題）」， **「歯科医師法」，「歯科衛生士法」**，「予防接種法」制定 **厚生省に歯科衛生科設置**
昭和24（1949）年	「身体障害者福祉法」制定
昭和25（1950）年	「生活保護法」制定
昭和26（1951）年	「覚せい剤取締法」，「診療放射線技師法」制定
昭和28（1953）年	「麻薬及び向精神薬取締法」制定
昭和29（1954）年	「厚生年金保険法」制定
昭和30（1955）年	**「歯科技工法」制定**
昭和32（1957）年	**第1回歯科疾患実態調査実施**
昭和33（1958）年	「国民健康保険法」，「学校保健安全法（当時は学校保健法，後に改題）」，「臨床検査技師等に関する法律」制定（国民皆保険制度が整備）
昭和34（1959）年	「国民年金法」制定
昭和35（1960）年	「薬事法」「薬剤師法」「知的障害者福祉法」制定
昭和36（1961）年	**3歳児歯科健診始まる**
昭和38（1963）年	「老人福祉法」制定
昭和40（1965）年	「理学療法及び作業療法士法」，「母子健康法」制定，**小児歯科保健政策開始**
昭和46（1971）年	「視能訓練士法」制定
昭和47（1972）年	「労働安全衛生法」制定
昭和57（1982）年	「老人保健法」制定 **歯科技工士免許権者が都道府県知事から厚生大臣に移管**
昭和62（1987）年	「臨床工学技士法」，「義肢装具士法」制定
平成元（1989）年	**8020運動（80歳になっても20歯以上保つ）提唱**
平成2（1990）年	福祉八法（老人福祉法等）の改正，「救急救命士法」制定
平成6（1994）年	**「歯科技工法」から「歯科技工士法」に法改正** 「地域保健法」制定（保健所法を改正）
平成9（1997）年	「介護保険法」「言語聴覚士法」制定 厚生省組織改編（**歯科衛生課から歯科保健課に名称変更**）
平成10（1998）年	「感染症の予防及び感染症の患者に対する医療に関する法律（感染症法）」制定
平成12（2000）年	「21世紀における国民健康づくり運動（健康日本21）」（1次）開始 「介護保険制度」創設
平成13（2001）年	省庁再編により「厚生労働省」発足
平成14（2002）年	「健康増進法」制定
平成17（2005）年	「障害者自立支援法」制定
平成18（2006）年	「がん対策基本法」，「自殺対策基本法」制定

平成20（2008）年	「高齢者の医療の確保に関する法律」制定（老人保健法を改正），後期高齢者医療制度が発足 「特定健康診査・特定保健指導」が新たに導入，メタボリックシンドローム（内臓脂肪症候群）に着目
平成23（2011）年	**「歯科口腔保健の推進に関する法律」制定**
平成24（2012）年	「障害者総合支援法（障害者自立支援法を改正）」，「社会保障制度改革推進法」制定
平成25（2013）年	「21世紀における国民健康づくり（健康日本21）」（第二次）開始 「医薬品医療機器等法」制定（薬事法を改正）
平成26（2014）年	**歯科技工士法改正（歯科技工士国家試験が全国統一化）**

付表 2　歯科技工所における歯科補てつ物等の作成等及び品質管理指針

（厚生労働省医政局　2005年3月発出，2022年3月一部改正）

1．目　的

　この指針は，歯科技工所における歯科補てつ物等の作成管理及び品質管理に関する事項を定めることにより，歯科補てつ物等の質の確保を図ることを目的とする．

2．定　義

　1）この指針で「開設者」とは，歯科技工士法（昭和30年法律第168号）第21条第1項に規定する歯科技工所を開設した者をいう．

　2）この指針で「管理者」とは，歯科技工士法第22条に規定する歯科技工所の管理者をいう．なお，管理者は，歯科技工に係る実務経験を5年以上有する者が望ましい．

　3）この指針で「歯科補てつ物等」とは，歯科技工所で作成し，修理し又は加工される歯科補てつ物，充てん物又は矯正装置をいう．

　4）この指針で「作成等」とは，歯科技工士法第2条に規定する「特定人に対する歯科医療の用に供する補てつ物，充てん物又は矯正装置を作成し，修理し又は加工すること」をいう．

　5）この指針で「指示書」とは，歯科技工士法第18条に規定する歯科医師の指示書をいう．

3．開設者の義務

　開設者は，管理者が業務を遂行するに当たり，支障が生ずることのないようにしなければならない．

4．指示書に基づく作成等管理及び品質管理に関する文書

　1）開設者は，歯科補てつ物等の作成管理及び品質管理の観点から，指示書に基づく歯科補てつ物等の作成等ごとに，以下の事項について記載した歯科技工録を作成し，保存しなければならない．歯科技工録は，番号，日付，氏名等を記載するなど，指示書を容易に特定できるものであること．ただし，当該歯科補てつ物等に係る作成等工程の一部を指示書に基づき他の開設者の歯科技工所に行わせる場合においては，自ら行う作業工程に係る事項のみを記載することをもって足りるものとする．

　①　作成等に用いる模型等と指示書とを発行した歯科医師から受託した年月日

　②　患者の氏名

　③　作成等部位及び設計

　④　作成の方法(作成等手順)

　⑤　使用材料(使用主材料の品名ならびにロットもしくは製造番号)

　⑥　歯科補てつ物等の工程管理に係る業務を管理した記録

　⑦　歯科補てつ物等の最終点検及び検査を完了した年月日

　⑧　歯科補てつ物等を委託した歯科医師等に引き渡した年月日

　⑨　歯科補てつ物等の設計等をリモートワークで行った場合は，その旨とリモートワークを行った場所

　⑩　歯科技工の工程の一部について，歯科補てつ物等の作成等に用いる機器を共同利用した場合は，その旨と当該工程を行った歯科技工所名（共同利用する機器を所有する歯科技工所の名称等）

　⑪　その他必要な事項

　　なお，歯科技工録については，現時点では別添の表1及び表2を参考にすることとし，CAD/CAMを用いた歯科技工の際の参考様式については追ってお示しする．

　2）開設者は，5. から9. までに規定する工程管理，点検・検査，苦情処理等，自己点検及び教育訓練の手順に関する文書（以下「手順書」という．）を作成しなければならない．ただし，当該歯科補てつ物に

係る作成等工程の一部を他の開設者の歯科技工所に行わせる場合においては，自ら行う作成等工程に係る事項のみを記載することをもって足りるものとする．

3）開設者は，歯科技工録を指示書とともに作成の日から3年間保存すること．なお電磁的保存等に係る基準については指示書に準ずるものとする．令和5年3月31日までは，従前どおり本指針に基づき歯科技工録を作成し，2年間保存することとされているため留意すること．

4）開設者は，都道府県知事及び医療機関等から歯科技工録の開示の求めがあった場合には，速やかに提示することができるよう整備しておくこととする．

5．工程管理

開設者は，管理者に，歯科技工録及び手順書に基づき，以下の歯科補てつ物等の工程管理に係る業務を適切に管理させなければならない．

1）指示書に基づき，適正な方法による作成等を行うこと．
2）管理者又はあらかじめ管理者が指定した者が最終点検及び検査を行うこと．
3）構成部品等（歯科補てつ物などの作成等に使用されるもの，原料，材料，中間物及び歯科補てつ物等をいう．以下同じ．）及び作成等用材料物質を適正に保管し，出納を行い，及びその品名並びにロット又は製造番号等記録を作成すること．
4）歯科技工録に関する記録を作成すること．
5）構造設備の保守点検を行い，その記録を作成すること．
6）作成等工程において，歯科補てつ物等の質に影響を及ぼす環境上の条件について点検を行い，その結果を記録すること．
7）3）から5）までの記録，あるいはその工程管理に際しては，守秘義務に十分に留意すること．
8）3）から6）までの記録により，作成等工程管理が適切に行われていることを確認すること．
9）3）から6）までの記録を本指針4．1）⑥として記録すること．

6．歯科補てつ物等及び機器の点検・検査

開設者は，管理者に，歯科技工録及び手順書に基づき，以下の歯科補てつ物等及び機器の点検・検査に係る業務を適切に管理させなければならない．

1）歯科補てつ物等の点検及び記録の保存に必要な設備及び器具を備えていること．
2）適正な方法により構造設備及び機器の点検・検査を行うこと．なお，歯科技工作業を行うのに必要な機器の保守点検は1年に1回以上必ず実施すること．
3）構成部品等を定期的に点検・検査し，これを記録すること．
3）2）に掲げる記録を作成の日から2年間保存すること．

7．苦情処理等

開設者は，管理者に，歯科補てつ物等の品質等に関して当該委託歯科医師又は当該歯科医師を経由して特定人から苦情があった場合，又は歯科補てつ物等の品質等に問題があると認められた場合には，手順書に基づき，次に掲げる事項により適切に管理させなければならない．

1）当該委託歯科医師からの苦情又は当該歯科医師を経由した特定人からの苦情に対しては，歯科技工録を点検し，原因を究明するとともに，作成等管理及び品質管理に関し改善が必要な場合には，所要の措置を講ずること．
2）当該歯科技工所に起因した歯科補てつ物等の品質等に関する問題に対しては，その原因を究明し，作成等管理及び品質管理に関する改善が必要な場合には，所要の措置を講ずること．
3）1）又は2）の後に歯科技工録を点検し，原因究明の結果及び改善措置を記載した苦情処理記録等を作成し，当該委託歯科医師に報告すること．
4）3）の記録は，3）で当該委託歯科医師に報告した年月日とともに本指針4．1）⑥として記録すること．

8．自己点検

1）開設者は，管理者又はあらかじめ指定した者に，手順書に基づき，次に掲げる業務を適切に管理させなければならない．
① 当該歯科技工所における歯科補てつ物等の作成等管理及び品質管理について定期的に自己点検を行うこと．
② 自己点検の結果を管理者に対して報告すること．
2）管理者は，自己点検の結果に関して，自己点検が適切に行われていることを確認しなければならない．

3）開設者は，定期的な自己点検の結果を管理者から聴取し，作成等管理及び品質管理に関する改善が必要な場合には，所要の措置を講じなければならない．

　9．**教育訓練**

　　開設者は，手順書に基づき，次に掲げる事項を適切に行わなければならない．

　　1）管理者は，関係機関，関係団体等が開催する研修会等を積極的に受講すること．

　　2）作成等管理に関する教育訓練を計画的に実施すること．

　　3）開設者は，教育訓練の実施の記録を管理者及び従業者ごとに作成し，その作成の日から2年間保存すること．

10．**指示書に基づき作成等工程が二以上の歯科技工所にわたる作成等**

　　1）指示書に基づき歯科補てつ物等の作成等工程の一部を他の開設者（以下「二次受託者」という．）の歯科技工所に引き継ぐ開設者（以下「一次受託者」という．）は，当該二次受託者と当該作成等工程における作成等管理及び品質管理の適切な実施を確保するため，次に掲げる事項を取り決めなければならない．

　　　① 当該分担工程の範囲

　　　② その作成等に関する技術的条件

　　　③ 引継ぎ時における，委託歯科医師による指示について二以上の管理者による確認及び品質管理・点検の方法

　　　④ その他，歯科補てつ物等の作成等の作成等管理及び品質管理の適切な実施を確保するために必要な事項

　　2）一次受託者及び二次受託者は，双方の取決め事項を歯科技工録又は手順書に記載しなければならない．

　　3）指示書に基づき作成等工程が二以上にわたる歯科技工所のすべての管理者は，委託歯科医師及び二以上にわたる歯科技工所管理者の間の連絡を密にし，共同して歯科補てつ物等の質の確保を図るものとする．

11．**機器の共同利用による歯科補てつ物等の作成等**

　　1）指示書に基づく歯科補てつ物等の作成等を行う際に，当該歯科補てつ物等に係る作成等工程の一部を他の歯科技工所の機器を共同利用する場合，「歯科補てつ物等の作成等を行う歯科技工所」の歯科技工士は，歯科技工録に，4．1）⑩の事項を記載する．この場合，「共同利用する機器を所有する歯科技工所」において行った内容等を含めて記載すること．

　　2）「共同利用する機器を所有する歯科技工所」の管理者は，共同利用する機器ごとに以下の事項について記載した記録を作成し，保存しなければならない．

　　　① 共同利用した日時

　　　② 共同利用した「歯科補てつ物等の作成等を行う歯科技工所」の名称等

　　　③ その他必要な事項

付録　歯科技工士法および附属法令

歯科技工士法（昭和30年法律第168号）

第1章 総　則
（この法律の目的）

第1条　この法律は，歯科技工士の資格を定めるとともに，歯科技工の業務が適正に運用されるように規律し，もって歯科医療の普及及び向上に寄与することを目的とする．

（用語の定義）

第2条　この法律において，「歯科技工」とは，特定人に対する歯科医療の用に供する補てつ物，充てん物又は矯正装置を作成し，修理し，又は加工することをいう．ただし，歯科医師（歯科医業を行うことができる医師を含む．以下同じ．）がその診療中の患者のために自ら行う行為を除く．

2　この法律において，「歯科技工士」とは，厚生労働大臣の免許を受けて，歯科技工を業とする者をいう．

3　この法律において，「歯科技工所」とは，歯科医師又は歯科技工士が業として歯科技工を行う場所をいう．ただし，病院又は診療所内の場所であって，当該病院又は診療所において診療中の患者以外の者のための歯科技工が行われないものを除く．

第2章 免　許
（免　許）

第3条　歯科技工士の免許（以下「免許」という．）は，歯科技工士国家試験（以下「試験」という．）に合格した者に対して与える．

（欠格事由）

第4条　次の各号のいずれかに該当する者には，免許を与えないことができる．

（1）歯科医療又は歯科技工の業務に関する犯罪又は不正の行為があった者

（2）心身の障害により歯科技工士の業務を適正に行うことができない者として厚生労働省令で定めるもの

（3）麻薬，あへん又は大麻の中毒者

（歯科技工士名簿）

第5条　厚生労働省に歯科技工士名簿を備え，免許に関する事項を登録する．

（登録，免許証の交付及び届出）

第6条　免許は，試験に合格した者の申請により歯科技工士名簿に登録することによって行う．

2　厚生労働大臣は，免許を与えたときは，歯科技工士免許証（以下「免許証」という．）を交付する．

3　業務に従事する歯科技工士は，厚生労働省令で定める2年ごとの年の12月31日現在における氏名，住所その他厚生労働省令で定める事項を，当該年の翌年1月15日までに，その就業地の都道府県知事に届け出なければならない．

（意見の聴取）

第7条　厚生労働大臣は，免許を申請した者について，第4条第2号に掲げる者に該当すると認め，同条の規定により免許を与えないこととするときは，あらかじめ，該当申請者にその旨を通知し，その求めがあったときは，厚生労働大臣の指定する職員にその意見を聴取させなければならない．

（免許の取消等）

第8条　歯科技工士が，第4条各号のいずれかに該当するに至ったときは，厚生労働大臣は，その免許を取り消し，又は期間を定めてその業務の停止を命ずることができる．

2　都道府県知事は，歯科技工士について前項の処分が行われる必要があると認めるときは，その旨を厚生労働大臣に具申しなければならない．

3　第1項の規定により免許を取り消された者であっても，その者がその取消しの理由となった事項に該当しなくなったとき，その他その後の事情により再び免許を与えるのが適当であると認められるに至ったときは，再免許を与えることができる．この場合においては，第6条第1項及び第2項の規定を準用する．

（聴聞等の方法の特例）

第9条　前条第1項の規定による処分に係る行政手続法（平成5年法律第88号）第15条第1項又は第30条の通知は，聴聞の期日又は弁明を記載した書面の提出期限（口頭による弁明の機会の付与を行う場合には，その日時）の2週間前までにしなければならない．※

※行政手続法

（聴聞の通知の方式）

第15条①　行政庁は，聴聞を行うに当たっては，聴聞を行うべき期日までに相当な期間をおいて，不利益処分の名あて人となるべき者に対し，次に掲げる事項を書面により通知しなければならない．

（1）予定される不利益処分の内容及び根拠となる法令の条項

（2）不利益処分の原因となる事実

（3）聴聞の期日及び場所

（4）聴聞に関する事務を所掌する組織の名称及び所在地

（弁明の機会の付与の通知の方式）

第30条　行政庁は，弁明書の提出期限（口頭による弁明の機会の付与を行う場合には，その日時）までに相当な期間をおいて，不利益処分の名あて人となるべき者に対し，次に掲げる事項を書面により通知しなければならない．

（1）予定される不利益処分の内容及び根拠となる法令の条項

（2）不利益処分の原因となる事実

（3）弁明書の提出先及び提出期限（口頭による弁明の機会の付与を行う場合には，その旨並びに出頭すべき日時及び場所）

（指定登録機関の指定）

第9条の2　厚生労働大臣は，厚生労働省令で定めるところにより，その指定する者（以下「指定登録機関」という．）に，歯科技工士の登録の実施及びこれに関連する事務（以下「登録事務」という．）を行わせることができる．

2　指定登録機関の指定は，厚生労働省令で定めるところにより，登録事務を行おうとする者の申請により行う．

3　厚生労働大臣は，他に第1項の規定による指定を受けた者がなく，かつ，前項の申請が次の要件を満たしていると認めるときでなければ，指定登録機関の指定をしてはならない．

（1）職員，設備，登録事務の実施の方法その他の事項についての登録事務の実施に関する計画が，登録事務の適正かつ確実な実施のために適切なものであること．

（2）前号の登録事務の実施に関する計画の適正かつ確実な実施に必要な経理的及び技術的な基礎を有するものであること．

4　厚生労働大臣は，第2項の申請が次の各号のいずれかに該当するときは，指定登録機関の指定をしてはならない．

（1）申請者が，一般社団法人又は一般財団法人以外の者であること．

（2）申請者が，その行う登録事務以外の業務により登録事務を公正に実施することができないおそれがあること．

（3） 申請者が，第9条の13の規定により指定を取り消され，その取消しの日から起算して2年を経過しない者であること．

（4） 申請者の役員のうちに，次のいずれかに該当する者があること．

 イ この法律に違反して，刑に処せられ，その執行を終わり，又は執行を受けることがなくなった日から起算して2年を経過しない者

 ロ 次条第2項の規定による命令により解任され，その解任の日から起算して2年を経過しない者

（指定登録機関の役員の選任及び解任）

第9条の3 指定登録機関の役員の選任及び解任は，厚生労働大臣の認可を受けなければ，その効力を生じない．

2 厚生労働大臣は，指定登録機関の役員が，この法律（この法律に基づく命令又は処分を含む．）若しくは第9条の5第1項に規定する登録事務規程に違反する行為をしたとき，又は登録事務に関し著しく不適当な行為をしたときは，指定登録機関に対し，当該役員の解任を命ずることができる．

（事業計画の認可等）

第9条の4 指定登録機関は，毎事業年度，事業計画及び収支予算を作成し，当該事業年度の開始前に（第9条の2第1項の規定による指定を受けた日の属する事業年度にあっては，その指定を受けた後遅滞なく），厚生労働大臣の認可を受けなければならない．これを変更しようとするときも，同様とする．

2 指定登録機関は，毎事業年度の経過後3月以内に，その事業年度の事業報告書及び収支決算書を作成し，厚生労働大臣に提出しなければならない．

（登録事務規程）

第9条の5 指定登録機関は，登録事務の開始前に，登録事務の実施に関する規程（以下「登録事務規程」という．）を定め，厚生労働大臣の認可を受けなければならない．これを変更しようとするときも，同様とする．

2 登録事務規程で定めるべき事項は，厚生労働省令で定める．

3 厚生労働大臣は，第1項の認可をした登録事務規程が登録事務の適正かつ確実な実施上不適当となったと認めるときは，指定登録機関に対し，当該登録事務規程を変更すべきことを命ずることができる．

（規定の適用等）

第9条の6 指定登録機関が登録事務を行う場合における第5条及び第6条第2項（第8条第3項において準用する場合を含む．）の規定の適用については，第5条中「厚生労働省」とあるのは「指定登録機関」と，第6条第2項中「厚生労働大臣」とあるのは「指定登録機関」と，「免許を与えたときは，歯科技工士免許証（以下「免許証」という．）」とあるのは「前項の規定による登録をしたときは，当該登録に係る者に歯科技工士免許証明書」とする．

2 指定登録機関が登録事務を行う場合において，歯科技工士名簿に免許に関する事項の登録を受けようとする者又は歯科技工士免許証明書（以下「免許証明書」という．）の書換交付を受けようとする者は，実費を勘案して政令で定める額の手数料を指定登録機関に納付しなければならない．

3 前項の規定により指定登録機関に納められた手数料は，指定登録機関の収入とする．

（秘密保持義務等）

第9条の7 指定登録機関の役員若しくは職員又はこれらの者であった者は，登録事務に関して知り得た秘密を漏らしてはならない．

2 登録事務に従事する指定登録機関の役員又は職員は，刑法（明治40年法律第45号）その他の罰則の適用については，法令により公務に従事する職員とみなす．

（帳簿の備付け等）

第9条の8 指定登録機関は，厚生労働省令で定めるところにより，帳簿を備え付け，これに登録事務に関する事項で厚生労働省令で定めるものを記載し，及びこれを保存しなければならない．

（監督命令）

第9条の9 厚生労働大臣は，この法律を施行するため必要があると認めるときは，指定登録機関に対し，登録事務に関し監督上必要な命令をすることができる．

（報告）

第9条の10 厚生労働大臣は，この法律を施行するため必要があると認めるときは，その必要の限度において，厚生労働省令で定めるところにより，指定登録機関に対し，報告をさせることができる．

（立入検査）

第9条の11 厚生労働大臣は，この法律を施行するため必要があると認めるときは，その必要の限度において，当該職員に，指定登録機関の事務所に立ち入り，指定登録機関の帳簿，書類その他必要な物件を検査させ，又は関係者に質問させることができる．

2 前項の規定により立入検査を行う職員は，その身分を示す証明書を携帯し，かつ，関係者にこれを提示しなければならない．

3 第1項に規定する権限は，犯罪捜査のために認められたものと解釈してはならない．

（登録事務の休廃止）

第9条の12 指定登録機関は，厚生労働大臣の許可を受けなければ，登録事務の全部又は一部を休止し，又は廃止してはならない．

（指定の取消し等）

第9条の13 厚生労働大臣は，指定登録機関が第9条の2第4項各号（第3号を除く．）のいずれかに該当するに至ったときは，その指定を取り消さなければならない．

2 厚生労働大臣は，指定登録機関が次の各号のいずれかに該当するに至ったときは，その指定を取り消し，又は期間を定めて登録事務の全部若しくは一部の停止を命ずることができる．

（1） 第9条の2第3項各号の要件を満たさなくなったと認められるとき．

（2） 第9条の3第2項，第9条の5第3項又は第9条の9の規定による命令に違反したとき．

（3） 第9条の4又は前条の規定に違反したとき．

（4） 第9条の5第1項の認可を受けた登録事務規程によらないで登録事務を行ったとき．

（5） 次条第1項の条件に違反したとき．

（指定等の条件）

第9条の14 第9条の2第1項，第9条の3第1項，第9条の4第1項，第9条の5第1項又は第9条の12の規定による指定，認可又は許可には，条件を付し，及びこれを変更することができる．

2 前項の条件は，当該指定，認可又は許可に係る事項の確実な実施を図るため必要な最小限度のものに限り，かつ，当該指定，認可又は許可を受ける者に不当な義務を課することとなるものであってはならない．

歯科技工士法

（指定登録機関がした処分等に係る審査請求）

第9条の15　指定登録機関が行う登録事務に係る処分又はその不作為について不服がある者は，厚生労働大臣に対し，審査請求をすることができる．この場合において，厚生労働大臣は，行政不服審査法（平成26年法律第68号）第25条第2項及び第3項，第46条第1項及び第2項，第47条並びに第49条第3項の規定の適用については，指定登録機関の上級行政庁とみなす．

（厚生労働大臣による登録事務の実施等）

第9条の16　厚生労働大臣は，指定登録機関の指定をしたときは，登録事務を行わないものとする．

2　厚生労働大臣は，指定登録機関が第9条の12の規定による許可を受けて登録事務の全部若しくは一部を休止したとき，第9条の13第2項の規定により指定登録機関に対し登録事務の全部若しくは一部の停止を命じたとき，又は指定登録機関が天災その他の事由により登録事務の全部若しくは一部を実施することが困難となった場合において必要があると認めるときは，登録事務の全部又は一部を自ら行うものとする．

（公示）

第9条の17　厚生労働大臣は，次に掲げる場合には，その旨を官報に公示しなければならない．

(1)　第9条の2第1項の規定による指定をしたとき．

(2)　第9条の12の規定による許可をしたとき．

(3)　第9条の13の規定により指定を取り消し，又は登録事務の全部若しくは一部の停止を命じたとき．

(4)　前条第2項の規定により登録事務の全部若しくは一部を自ら行うこととするとき，又は自ら行っていた登録事務の全部若しくは一部を行わないこととするとき．

（政令及び厚生労働省令への委任）

第10条　この章に規定するもののほか，免許の申請，歯科技工士名簿の登録，訂正及び消除，免許証又は免許証明書の交付，書換交付，再交付，返納及び提出並びに住所の届出に関する事項は政令で，第9条の16第2項の規定により厚生労働大臣が登録事務の全部又は一部を行う場合における登録事務の引継ぎその他指定登録機関に関し必要な事項は厚生労働省令で定める．

第3章　試　験

（試験の目的）

第11条　試験は，歯科技工士として必要な知識及び技能について行う．

（試験の実施）

第12条　試験は，厚生労働大臣が，毎年少なくとも1回行う．

（歯科技工士試験委員）

第12条の2　厚生労働大臣は，厚生労働省に置く歯科技工士試験委員（次項及び次条において「試験委員」という．）に，試験の問題の作成及び採点を行わせる．

2　試験委員に関し必要な事項は，政令で定める．

（不正行為の禁止）

第13条　試験委員は，試験の問題の作成及び採点について，厳正を保持し，不正の行為のないようにしなければならない．

（受験資格）

第14条　試験は，次の各号のいずれかに該当する者でなければ，受けることができない．

(1)　文部科学大臣の指定した歯科技工士学校を卒業した者

(2)　都道府県知事の指定した歯科技工士養成所を卒業した者

(3)　歯科医師国家試験又は歯科医師国家試験予備試験を受け

ることができる者

(4)　外国の歯科技工士学校若しくは歯科技工士養成所を卒業し，又は外国で歯科技工士の免許を受けた者で，厚生労働大臣が前3号に掲げる者と同等以上の知識及び技能を有すると認めたもの

（試験の無効等）

第15条　厚生労働大臣は，試験に関して不正の行為があった場合には，その不正行為に関係のある者に対しては，その受験を停止させ，又はその試験を無効とすることができる．

2　厚生労働大臣は，前項の規定による処分を受けた者に対し，期間を定めて試験を受けることができないものとすることができる．

（受験手数料）

第15条の2　試験を受けようとする者は，実費を勘案して政令で定める額の受験手数料を国に納付しなければならない．

2　前項の受験手数料は，これを納付した者が試験を受けない場合においても，返還しない．

（指定試験機関の指定）

第15条の3　厚生労働大臣は，厚生労働省令で定めるところにより，その指定する者（以下「指定試験機関」という．）に，試験の実施に関する事務（以下「試験事務」という．）を行わせることができる．

2　指定試験機関の指定は，厚生労働省令で定めるところにより，試験事務を行おうとする者の申請により行う．

（指定試験機関の歯科技工士試験委員）

第15条の4　指定試験機関は，試験の問題の作成及び採点を歯科技工士試験委員（次項及び第3項並びに次条並びに第15条の7において読み替えて準用する第9条の3第2項及び第9条の7において「試験委員」という．）に行わせなければならない．

2　指定試験機関は，試験委員を選任しようとするときは，厚生労働省令で定める要件を備える者のうちから選任しなければならない．

3　指定試験機関は，試験委員を選任したときは，厚生労働省令で定めるところにより，厚生労働大臣にその旨を届け出なければならない．試験委員に変更があったときも，同様とする．

第15条の5　試験委員は，試験の問題の作成及び採点について，厳正を保持し，不正の行為のないようにしなければならない．

（受験の停止等）

第15条の6　指定試験機関が試験事務を行う場合において，指定試験機関は，試験に関して不正の行為があったときは，その不正行為に関係のある者に対しては，その受験を停止させることができる．

2　前項に定めるもののほか，指定試験機関が試験事務を行う場合における第15条及び第15条の2第1項の規定の適用については，第15条第1項中「その受験を停止させ，又はその試験」とあるのは「その試験」と，同条第2項中「前項」とあるのは「前項又は第15条の6第1項」と，第15条の2第1項中「国」とあるのは「指定試験機関」とする．

3　前項の規定により読み替えて適用する第15条の2第1項の規定により指定試験機関に納められた受験手数料は，指定試験機関の収入とする．

（準用）

第15条の7　第9条の2第3項及び第4項，第9条の3から第9条の5まで並びに第9条の7から第9条の17までの規定は，指定試験機関について準用する．この場合において，第9条の2第3項中「第1項」とあり，並びに第9条の4第1

項，第9条の14第1項及び第9条の17第1号中「第9条の2第1項」とあるのは「第15条の3第1項」と，第9条の2第3項各号及び第4項第2号，第9条の7から第9条の9まで，第9条の12（見出しを含む.），第9条の15，第9条の16（見出しを含む.）並びに第9条の17第3号及び第4号中「登録事務」とあるのは「試験事務」と，第9条の2第3項中「前項」とあるのは「同条第2項」と，同条第4項中「第2項の申請」とあるのは「第15条の3第2項の申請」と，第9条の3の見出し中「役員」とあるのは「役員等」と，同条第2項及び第9条の7中「役員」とあるのは「役員（試験委員を含む.）」と，同項，第9条の5（見出しを含む.）及び第9条の13第2項第4号中「登録事務規程」とあるのは「試験事務規程」と，第9条の3第2項中「登録事務に」とあるのは「試験事務に」と，第9条の5第1項及び第3項並びに第9条の13第2項中「登録事務の」とあるのは「試験事務の」と，同項第3号中「又は前条」とあるのは「，前条又は第15条の4」と，同項第4号中「登録事務を」とあるのは「試験事務を」と読み替えるものとする.

（政令及び厚生労働省令への委任）

第16条　この章に規定するもののほか，第14条第1号又は第2号に規定する歯科技工士学校又は歯科技工士養成所の指定に関し必要な事項は政令で，試験科目，受験手続，前条において読み替えて準用する第9条の16第2項の規定により厚生労働大臣が試験事務の全部又は一部を行う場合における試験事務の引継ぎその他試験及び指定試験機関に関し必要な事項は厚生労働省令で定める.

第4章　業　　務

（禁止行為）

第17条　歯科医師又は歯科技工士でなければ，業として歯科技工を行ってはならない.

2　歯科医師法（昭和23年法律第202号）第7条第1項の規定により歯科医業の停止を命ぜられた歯科医師は，業として歯科技工を行ってはならない.

（歯科技工指示書）

第18条　歯科医師又は歯科技工士は，厚生労働省令で定める事項を記載した歯科医師の指示書によらなければ，業として歯科技工を行ってはならない. ただし，病院又は診療所内の場所において，かつ，患者の治療を担当する歯科医師の直接の指示に基いて行う場合は，この限りでない.

（指示書の保存義務）

第19条　病院，診療所又は歯科技工所の管理者は，当該病院，診療所又は歯科技工所で行われた歯科技工に係る前条の指示書を，当該歯科技工が終了した日から起算して2年間，保存しなければならない.

（業務上の注意）

第20条　歯科技工士は，その業務を行うに当っては，印象採得，咬合採得，試適，装着その他歯科医師が行うのでなければ衛生上危害を生ずるおそれのある行為をしてはならない.

（秘密を守る義務）

第20条の2　歯科技工士は，正当な理由がなく，その業務上知り得た人の秘密を漏らしてはならない. 歯科技工士でなくなった後においても，同様とする.

第5章　歯科技工所

（届　出）

第21条　歯科技工所を開設した者は，開設後10日以内に，開設の場所，管理者の氏名その他厚生労働省令で定める事項を歯科工所の所在地の都道府県知事（その所在地が保健所を設置する市又は特別区の区域にある場合にあっては，市長又は区長. 第26条第1項を除き，以下この章において同じ.）に届け出なければならない. 届け出た事項のうち厚生労働省令で定める事項に変更を生じたときも，同様とする.

2　歯科技工所の開設者は，その歯科技工所を休止し，又は廃止したときは，10日以内に，その旨を都道府県知事に届け出なければならない. 休止した歯科技工所を再開したときも，同様とする.

（管理者）

第22条　歯科技工所の開設者は，自ら歯科医師又は歯科技工士であってその歯科技工所の管理者となる場合を除くほか，その歯科技工所に歯科医師又は歯科技工士たる管理者を置かなければならない.

（管理者の義務）

第23条　歯科技工所の管理者は，その歯科技工所に勤務する歯科技工士その他の従業者を監督し，その業務遂行に欠けるところがないように必要な注意をしなければならない.

（改善命令）

第24条　都道府県知事は，歯科技工所の構造設備が不完全であって，当該歯科技工所で作成し，修理し，又は加工される補てつ物，充てん物又は矯正装置が衛生上有害なものとなるおそれがあると認めるときは，その開設者に対し，相当の期間を定めて，その構造設備を改善すべき旨を命ずることができる.

（使用の禁止）

第25条　都道府県知事は，歯科技工所の開設者が前条の規定に基く命令に従わないときは，その開設者に対し，当該命令に係る構造設備の改善を行うまでの間，その歯科技工所の全部又は一部の使用を禁止することができる. 第9条の規定は，この場合において準用する.

（広告の制限）

第26条　歯科技工の業又は歯科技工所に関しては，文書その他いかなる方法によるを問わず，何人も，次に掲げる事項を除くほか，広告をしてはならない.

(1) 歯科医師又は歯科技工士である旨
(2) 歯科技工に従事する歯科医師又は歯科技工士の氏名
(3) 歯科技工所の名称，電話番号及び所在の場所を表示する事項
(4) その他都道府県知事の許可を受けた事項

2　前項各号に掲げる事項を広告するに当っても，歯科医師若しくは歯科技工士の技能，経歴若しくは学位に関する事項にわたり，又はその内容が虚偽にわたってはならない.

（報告の徴収及び立入検査）

第27条　都道府県知事は，必要があると認めるときは，歯科技工所の開設者若しくは管理者に対し，必要な報告を命じ，又は当該吏員に，歯科技工所に立ち入り，その清潔保持の状況，構造設備若しくは指示書その他の帳簿書類（その作成又は保存に代えて電磁的記録（電子的方式，磁気的方式その他人の知覚によっては認識することができない方式で作られる記録であって，電子計算機による情報処理の用に供されるものをいう.）の作成又は保存がされている場合における当該電磁的記録を含む.）を検査させることができる.

2　前項の規定によって立入検査をする当該吏員は，その身分を示す証明書を携帯し，かつ，関係人の請求があるときは，これを提示しなければならない.

3　第1項の規定による権限は，犯罪捜査のために認められたものと解してはならない.

歯科技工士法

第5章の2　雑　則

（権限の委任）

第27条の2　この法律に規定する厚生労働大臣の権限は，厚生労働省令で定めるところにより，地方厚生局長に委任することができる．

2　前項の規定により地方厚生局長に委任された権限は，厚生労働省令で定めるところにより，地方厚生支局長に委任することができる．

第6章　罰　則

第28条　次の各号のいずれかに該当する者は，1年以下の懲役若しくは50万円以下の罰金に処し，又はこれを併科する．

(1)　第17条第1項の規定に違反した者

(2)　虚偽又は不正の事実に基づいて免許を受けた者

第28条の2　第9条の7第1項（第15条の7において準用する場合を含む．）の規定に違反して，登録事務又は試験事務に関して知り得た秘密を漏らした者は，1年以下の懲役又は50万円以下の罰金に処する．

第28条の3　第9条の13第2項（第15条の7において準用する場合を含む．）の規定による登録事務又は試験事務の停止の命令に違反したときは，その違反行為をした指定登録機関又は指定試験機関の役員又は職員は，1年以下の懲役又は50万円以下の罰金に処する．

第29条　第13条又は第15条の5の規定に違反して，不正な採点をした者は，1年以下の懲役又は50万円以下の罰金に処する．

第30条　次の各号のいずれかに該当する者は，6箇月以下の懲役若しくは30万円以下の罰金に処し，又はこれを併科する．

(1)　第8条第1項の規定により業務の停止を命ぜられた者で，当該停止を命ぜられた期間中に，業務を行ったもの

(2)　第17条第2項の規定に違反した者

(3)　第25条の規定による処分に違反した者

第31条　第20条の2の規定に違反して，業務上知り得た人の秘密を漏らした者は，50万円以下の罰金に処する．

2　前項の罪は，告訴がなければ公訴を提起することができない．

第32条　次の各号のいずれかに該当する者は，30万円以下の罰金に処する．

(1)　第6条第3項の規定に違反した者

(2)　第18条の規定に違反した者

(3)　第19条，第21条第1項若しくは第2項，第22条又は第26条の規定に違反した者

(4)　第27条第1項の規定による報告を怠り，若しくは虚偽の報告をし，又は当該吏員の検査を拒み，妨げ，若しくは忌避した者

第32条の2　次の各号のいずれかに該当するときは，その違反行為をした指定登録機関又は指定試験機関の役員又は職員は，30万円以下の罰金に処する．

1　第9条の8（第15条の7において準用する場合を含む．）の規定に違反して，帳簿を備え付けず，帳簿に記載せず，若しくは帳簿に虚偽の記載をし，又は帳簿を保存しなかったとき．

2　第9条の10（第15条の7において準用する場合を含む．）の規定による報告をせず，又は虚偽の報告をしたとき．

3　第9条の11第1項（第15条の7において準用する場合を含む．以下この号において同じ．）の規定による立入り若しくは検査を拒み，妨げ，若しくは忌避し，又は同項の規定による質問に対して陳述をせず，若しくは虚偽の陳述をしたとき．

4　第9条の12（第15条の7において準用する場合を含む．）の許可を受けないで登録事務又は試験事務の全部を廃止したとき．

第33条　法人の代表者又は法人若しくは人の代理人，使用人その他の従業者が，その法人又は人の業務に関して，第30条第3号又は第32条第3号若しくは第4号の違反行為をしたときは，行為者を罰するほか，その法人又は人に対しても，各本条の罰金刑を科する．

歯科技工士法施行令（昭和30年政令第228号）

（免許に関する事項の登録等の手数料）

第1条　歯科技工士法（以下「法」という．）第9条の6第2項の政令で定める手数料の額は，次の各号に掲げる者の区分に応じ，当該各号に定める額とする．

(1) 歯科技工士名簿に免許に関する事項の登録を受けようとする者4千750円

(2) 歯科技工士免許証明書（以下「免許証明書」という．）の書換交付を受けようとする者2千850円

（免許の申請）

第1条の2　歯科技工士の免許を受けようとする者は，申請書に厚生労働省令で定める書類を添え，住所地の都道府県知事を経由して，これを厚生労働大臣に提出しなければならない．

（名簿の登録事項）

第2条　歯科技工士名簿（以下「名簿」という．）には，次に掲げる事項を登録する．

(1) 登録番号及び登録年月日

(2) 本籍地都道府県名（日本の国籍を有しない者については，その国籍），氏名，生年月日及び性別

(3) 歯科技工士国家試験合格の年月

(4) 免許の取消又は業務の停止の処分に関する事項

(5) その他厚生労働省令で定める事項

（名簿の訂正）

第3条　歯科技工士は，前条第2号の登録事項に変更を生じたときは，30日以内に，名簿の訂正を申請しなければならない．

2　前項の申請をするには，申請書に申請の原因たる事実を証する書類を添え，住所地の都道府県知事を経由して，これを厚生労働大臣に提出しなければならない．

（登録の消除）

第4条　名簿の登録の消除を申請するには，住所地の都道府県知事を経由して，申請書を厚生労働大臣に提出しなければならない．

2　歯科技工士が死亡し，又は失そうの宣告を受けたときは，戸籍法（昭和22年法律第224号）による死亡又は失そうの届出義務者は，30日以内に，名簿の登録の消除を申請しなければならない．

（免許証の書換交付）

第5条　歯科技工士は，歯科技工士免許証（以下「免許証」という．）の記載事項に変更を生じたときは，免許証の書換交付を申請することができる．

2　前項の申請をするには，申請書に申請の原因たる事実を証する書類を添え，住所地の都道府県知事を経由して，これを厚生労働大臣に提出しなければならない．

（免許証の再交付）

第6条　歯科技工士は，免許証を破り，汚し，又は失ったときは，免許証の再交付を申請することができる．

2　前項の申請をするには，住所地の都道府県知事を経由して，申請書を厚生労働大臣に提出しなければならない．

3　第1項の申請をする場合には，厚生労働大臣の定める額の手数料を納めなければならない．

4　免許証を破り，又は汚した歯科技工士が第1項の申請をする場合には，申請書にその免許証を添えなければならない．

5　歯科技工士は，免許証の再交付を受けた後，失った免許証を発見したときは，5日以内に，住所地の都道府県知事を経由して，これを厚生労働大臣に返納しなければならない．

（免許証の返納）

第7条　歯科技工士は，名簿の登録の消除を申請するときは，住所地の都道府県知事を経由して，免許証を厚生労働大臣に返納しなければならない．第4条第2項の規定により名簿の登録の消除を申請する者についても，同様とする．

2　歯科技工士は，免許を取り消されたときは，5日以内に，住所地の都道府県知事を経由して，免許証を厚生労働大臣に返納しなければならない．

（指定登録機関が登録事務を行う場合の規定の適用等）

第7条の2　法第9条の2第1項に規定する指定登録機関（次項において「指定登録機関」という．）が同項に規定する登録事務（次項において「登録事務」という．）を行う場合における第1条の2，第3条第2項，第4条第1項，第5条，第6条（第3項を除く．）及び前条の規定の適用については，第1条の2中「住所地の都道府県知事を経由して，これを厚生労働大臣」とあるのは「これを法第9条の2第1項に規定する指定登録機関（以下「指定登録機関」という．）」と，第3条第2項，第5条第2項及び第6条第5項中「住所地の都道府県知事を経由して，これを厚生労働大臣」とあるのは「これを指定登録機関」と，第4条第1項及び第6条第2項中「住所地の都道府県知事を経由して，申請書を厚生労働大臣」とあるのは「申請書を指定登録機関」と，第5条の見出し，第6条の見出し並びに同条第1項，第4項及び第5項並びに前条の見出し中「免許証」とあるのは「免許証明書」と，第5条第1項中「歯科技工士免許証（以下「免許証」という．）」とあるのは「免許証明書」と，「免許証の」とあるのは「免許証明書の」と，前条中「住所地の都道府県知事を経由して，免許証を厚生労働大臣」とあるのは「免許証明書を指定登録機関」とする．

2　指定登録機関が登録事務を行うときは，第6条第3項の規定による手数料は，指定登録機関に納めるものとする．この場合において，納められた手数料は，指定登録機関の収入とする．

（省令への委任）

第8条　前各条に定めるもののほか，歯科技工士の免許，名簿の訂正又は免許証若しくは免許証明書の書換交付若しくは再交付の申請手続について必要な事項は，厚生労働省令で定める．

（歯科技工士試験委員）

第8条の2　法第12条の2第1項の歯科技工士試験委員（以下この条において「委員」という．）は，歯科技工士国家試験を行うについて必要な学識経験のある者のうちから，厚生労働大臣が任命する．

2　委員の数は，50人以内とする．

3　委員の任期は，2年とする．ただし，補欠の委員の任期は，前任者の残任期間とする．

4　委員は，非常勤とする．

（受験手数料）

第8条の3　法第15条の2第1項の政令で定める受験手数料の額は，3万円とする．

（学校又は養成所の指定）

第9条　行政庁は，法第14条第1号に規定する歯科技工士学校又は同条第2号に規定する歯科技工士養成所（以下「学校養成所」という．）の指定を行う場合には，入学又は入所の資格，修業年限，教育の内容その他の事項に関し主務省令で定める基準に従い，行うものとする．

2　都道府県知事は，前項の規定により歯科技工士養成所の指定をしたときは，遅滞なく，当該歯科技工士養成所の名称及び位置，指定をした年月日その他の主務省令で定める事項を厚生労働大臣に報告するものとする．

（指定の申請）

第10条　前条第1項の学校養成所の指定を受けようとするとき

は，その設置者は，申請書を，行政庁に提出しなければならない．この場合において，当該設置者が歯科技工士学校の設置者であるときは，その所在地の都道府県知事（大学以外の公立の学校にあっては，その所在地の都道府県教育委員会．次条第1項及び第2項，第12条第1項並びに第16条において同じ．）を経由して行わなければならない．

（変更の承認又は届出）

第11条 第9条第1項の指定を受けた学校養成所（以下「指定学校養成所」という．）の設置者は，主務省令で定める事項を変更しようとするときは，行政庁に申請し，その承認を受けなければならない．この場合において，当該設置者が歯科技工士学校の設置者であるときは，その所在地の都道府県知事を経由して行わなければならない．

2 指定学校養成所の設置者は，主務省令で定める事項に変更があったときは，その日から1月以内に，行政庁に届け出なければならない．この場合において，当該設置者が歯科技工士学校の設置者であるときは，その所在地の都道府県知事を経由して行わなければならない．

3 都道府県知事は，第1項の規定により，第9条第1項の指定を受けた歯科技工士養成所（以下この項及び第15条第2項において「指定養成所」という．）の変更の承認をしたとき，又は前項の規定により指定養成所の変更の届出を受理したときは，主務省令で定めるところにより，当該変更の承認又は届出に係る事項を厚生労働大臣に報告するものとする．

（報　　告）

第12条 指定学校養成所の設置者は，毎学年度開始後2月以内に，主務省令で定める事項を，行政庁に報告しなければならない．この場合において，当該設置者が歯科技工士学校の設置者であるときは，その所在地の都道府県知事を経由して行わなければならない．

2 都道府県知事は，前項の規定により報告を受けたときは，毎学年度開始後4月以内に，当該報告に係る事項（主務省令で定めるものを除く．）厚生労働大臣に報告するものとする．

（報告の要求又は検査）

第13条 行政庁は，指定学校養成所の設置者又は長に対し，教育又は経営の状況等に関して必要な報告を命じ，又は当該職員に必要な検査をさせることができる．

2 前項の検査をする職員は，その身分を示す証票を携帯しなければならない．

（指　　示）

第14条 行政庁は，第9条第1項に規定する主務省令で定める基準に照らして，指定学校養成所の教育の内容，教育の方法，施設，設備その他の内容が適当でないと認めるときは，その設置者又は長に対して必要な指示をすることができる．

（指定の取消し）

第15条 行政庁は，指定学校養成所が第9条第1項に規定する主務省令で定める基準に適合しなくなったと認めるとき，若しくはその設置者若しくは長が前条の規定による主務大臣の指示に従わないとき，又は次条の規定による申請があったときは，その指定を取り消すことができる．

2 都道府県知事は，前項の規定により指定養成所の指定を取り消したときは，遅滞なく，当該指定養成所の名称及び位置，指定を取り消した年月日その他の主務省令で定める事項を厚生労働大臣に報告するものとする．

（指定取消しの申請）

第16条 指定学校養成所について，行政庁の指定の取消しを受けようとするときは，その設置者は，申請書を，行政庁に提出しなければならない．この場合において，当該設置者が歯

科技工士学校の設置者であるときは，その所在地の都道府県知事を経由して行わなければならない．

（国の設置する学校養成所の特例）

第17条 国の設置する学校養成所に係る第9条から前条までの規定の適用については，次の表の上欄に掲げる規定中同表の中欄に掲げる字句は，それぞれ同表の下欄に掲げる字句と読み替えるものとする．

第9条第2項	ものとする	ものとする．ただし，当該歯科技工士養成所の所管大臣が厚生労働大臣である場合は，この限りでない
第10条	設置者	所管大臣
	申請書を，行政庁に提出しなければならない．この場合において，当該設置者が歯科技工士学校の設置者であるときは，その所在地の都道府県知事（大学以外の公立の学校にあっては，その所在地の都道府県教育委員会．次条第1項及び第2項，第12条第1項並びに第16条において同じ．）を経由して行わなければならない	書面により，行政庁に申し出るものとする
第11条第1項	設置者	所管大臣
	行政庁に申請し，その承認を受けなければならない．この場合において，当該設置者が歯科技工士学校の設置者であるときは，その所在地の都道府県知事を経由して行わなければならない	行政庁に協議し，その承認を受けるものとする
第11条第2項	設置者	所管大臣
	行政庁に届け出なければならない．この場合において，当該設置者が歯科技工士学校の設置者であるときは，その所在地の都道府県知事を経由して行わなければならない	行政庁に通知するものとする
第11条第3項	この項	この項，次条第2項
	届出	通知
	ものとする	ものとする．ただし，当該指定養成所の所管大臣が厚生労働大臣である場合は，この限りでない

歯科技工士法施行令

	設置者	所管大臣
第12条第1項	行政庁に報告しなければならない．この場合において，当該設置者が歯科技工士学校の設置者であるときは，その所在地の都道府県知事を経由して行わなければならない	行政庁に通知するものとする
第12条第2項	報告を	通知を
	当該報告	当該通知
	ものとする	ものとする．ただし，当該通知に係る指定養成所の所管大臣が厚生労働大臣である場合は，この限りでない
第13条第1項	設置者又は長	所管大臣
	報告を命じ	報告を求め
第14条	設置者又は長	所管大臣
	指示	勧告
第15条第1項	第9条第1項に規定する主務省令で定める基準に適合しなくなったと認めるとき，若しくはその設置者若しくは長が前条の規定による行政庁の指示に従わないとき	第9条第1項に規定する主務省令で定める基準に適合しなくなったと認めるとき
	申請	申出
第15条第2項	ものとする	ものとする．ただし，当該指定養成所の所管大臣が厚生労働大臣である場合は，この限りでない

	設置者	所管大臣
前条	申請書を，行政庁に提出しなければならない．この場合において，当該設置者が歯科技工士学校の設置者であるときは，その所在地の都道府県知事を経由して行わなければならない	書面により，行政庁に申し出るものとする

（主務省令への委任）
第18条　第9条から前条までに定めるもののほか，申請書の記載事項その他学校養成所の指定に関して必要な事項は，主務省令で定める．

（行政庁等）
第19条　この政令における行政庁は，法第14条第1号の規定による歯科技工士学校の指定に関する事項については文部科学大臣とし，同条第2号の規定による歯科技工士養成所の指定に関する事項については都道府県知事とする．
2　この政令における主務省令は，文部科学省令・厚生労働省令とする．

（事務の区分）
第20条　第1条の2，第3条第2項，第4条第1項，第5条第2項，第6条第2項及び第5項，第7条，第10条後段，第11条第1項後段及び第2項後段，第12条第1項後段並びに第16条後段の規定により都道府県が処理することとされている事務は，地方自治法（昭和22年法律第67号）第2条第9項第1号に規定する第1号法定受託事務とする．

（権限の委任）
第21条　この政令に規定する厚生労働大臣の権限は，厚生労働省令で定めるところにより，地方厚生局長に委任することができる．
2　前項の規定により地方厚生局長に委任された権限は，厚生労働省令で定めるところにより，地方厚生支局長に委任することができる．

歯科技工士法施行規則（昭和30年厚生労働省令第23号）

第1章　免　　許

（法第4条第2号の厚生労働省令で定める者）

第1条　歯科技工士法（昭和30年法律第168号．以下「法」という．）第4条第2号の厚生労働省令で定める者は，視覚又は精神の機能の障害により歯科技工士の業務を適正に行うに当たって必要な認知，判断及び意思疎通を適切に行うことができない者とする．

（障害を補う手段等の考慮）

第1条の2　厚生労働大臣は，歯科技工士免許の申請を行った者が前条に規定する者に該当すると認める場合において，当該者に免許を与えるかどうかを決定するときは，当該者が現に利用している障害を補う手段又は当該者が現に受けている治療等により障害が補われ，又は障害の程度が軽減している状況を考慮しなければならない．

（免許の申請手続）

第1条の3　歯科技工士法施行令（昭和30年政令第228号．以下「令」という．）第1条の2（令第7条の2の規定により読み替えて適用する場合を含む．）の歯科技工士の免許の申請書は，様式第1号によるものとする．

2　令第1条の2（令第7条の2の規定により読み替えて適用する場合を含む．）の規定により，前項の申請書に添えなければならない書類は，次の通りとする．

(1)　歯科技工士国家試験（以下「試験」という．）の合格証書の写又は合格証明書

(2)　戸籍の謄本若しくは抄本又は住民票の写し（住民基本台帳法（昭和42年法律第81号）第7条第5号に掲げる事項（出入国管理及び難民認定法（昭和26年政令第319号）第19条の3に規定する中長期在留者（以下「中長期在留者」という．）及び日本国との平和条約に基づき日本の国籍を離脱した者等の出入国管理に関する特例法（平成3年法律第71号）に定める特別永住者（以下「特別永住者」という．）については住民基本台帳法第30条の45に規定する国籍等）を記載したものに限る．第4条の2第2項において同じ．）（出入国管理及び難民認定法第19条の3各号に掲げる者については旅券その他の身分を証する書類の写し．第4条の2第2項において同じ．）

(3)　視覚又は精神の機能の障害若しくは麻薬，あへん若しくは大麻の中毒者であるかないかに関する医師の診断書

3　第1項の申請書に合格した試験の施行年月，受験地及び受験番号を記載した場合には，前項第1号の書類の添付を省略することができる．

（登録事項）

第2条　令第2条第5号の規定により，同条第1号から第4号までに掲げる事項以外で，歯科技工士名簿（以下「名簿」という．）に登録する事項は，次のとおりとする．

(1)　再免許の場合には，その旨

(2)　歯科技工士免許証（以下「免許証」という．）若しくは歯科技工士免許証明書（以下「免許証明書」という．）を書換え交付し，又は再交付した場合には，その旨並びにその理由及び年月日

(3)　登録の消除をした場合には，その旨並びにその理由及び年月日

（名簿の訂正の申請手続）

第3条　令第3条第2項（令第7条の2の規定により読み替えて適用する場合を含む．）の名簿の訂正の申請書は，様式第1号の2によるものとする．

2　前項の申請書には，戸籍の謄本又は抄本（中長期在留者及び特別永住者については住民票の写し及び令第3条第1項の

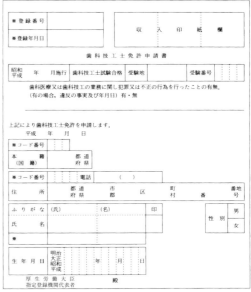

様式第1号　（第1条の3関係）

歯科技工士免許申請書

様式第1号の2　（第3条，第4条関係）

歯科技工士名簿訂正・免許証（免許証明書）書換え交付申請書

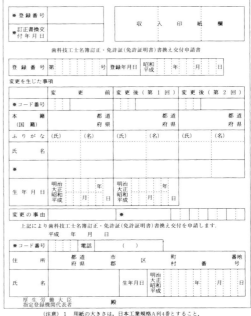

歯科技工士法施行規則

様式第2号（第4条の2関係）

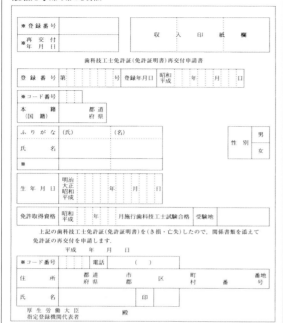

※登録番号		収　入　印　紙　欄		
※再交付年月日				

歯科技工士免許証（免許証明書）再交付申請書

| 登録番号 | 第 | 号 | 登録年月日 | 昭和平成 | 年 | 月 | 日 |

※コード番号

| 本籍（国籍） | 都道府県 |

| ふりがな | (氏) | (名) | 性別 | 男女 |
| 氏名 ※ | | | | |

| 生年月日 | 明治大正昭和平成 | 年 | 月 | 日 |

| 免許取得資格 | 昭和平成 | 年 | 月施行歯科技工士試験合格 | 受験地 |

上記の歯科技工士免許証（免許証明書）を（き損・亡失）したので、関係書類を添えて免許証の再交付を申請します。

平成　　年　　月　　日

※コード番号		電話	（　　）
住所	都道府県	市郡	区	町村	番地号
氏名				印	

厚生労働大臣　　　　殿
指定登録機関代表者

（注意）
1　用紙の大きさは、日本工業規格A列4番とすること。
2　※印の欄には、記入しないこと。
3　該当する不動文字を○で囲むこと。
4　黒ボールペンを用い、かい書ではっきり記入すること。
5　収入印紙は、消印をしないこと。
6　指定登録機関に申請する場合には、所定の手続きにより手数料を納付し、収入印紙をはらないこと。
7　氏名については、記名押印又は署名のいずれかにより記載すること。

申請の事由を証する書類とし、出入国管理及び難民認定法第19条の3各号に掲げる者については旅券その他の身分を証する書類の写し及び同項の申請の事由を証する書類とする。）を添えなければならない。
（免許証及び免許証明書の書換え交付申請）
第4条　令第5条第2項の免許証の書換え交付の申請書及び令第7条の2の規定により読み替えて適用する令第5条第2項の免許証明書の書換え交付の申請書は、様式第1号の2によるものとする。
2　前項の申請書には、免許証又は免許証明書及び戸籍の謄本又は抄本（中長期在留者及び特別永住者については住民票の写し及び令第5条第1項の申請の事由を証する書類とし、出入国管理及び難民認定法第19条の3各号に掲げる者については旅券その他の身分を証する書類の写し及び同項の申請の事由を証する書類とする。）を添えなければならない。
（免許証及び免許証明書の再交付申請）
第4条の2　令第6条第2項の免許証の再交付の申請書及び令第7条の2の規定により読み替えて適用する令第6条第2項の免許証明書の再交付の申請書は、様式第2号によるものとする。
2　前項の申請書には、戸籍の謄本若しくは抄本又は住民票の写し（住民基本台帳法第7条第5号に掲げる事項（中長期在留者及び特別永住者については、同法第30条の45に規定する国籍等）を記載したものに限る。）（出入国管理及び難民認定法第19条の3各号に掲げる者については、旅券その他の身分を証する書類の写し。）を添えなければならない。
3　令第6条第3項（令第7条の2の規定により読み替えて適用

様式第3号（第5条関係）

歯科技工士業務従事者届

氏名		性別		年齢	歳
住所					
歯科技工士名簿登録	番号				
	年月日				
業務に従事する場所	1　歯科技工所 2　病院又は診療所 3　歯科技工士学校又は養成所 4　事業所 5　その他				
	所在地				
	名称				
備考					

（注意）1．該当する数字を○で囲むこと。
　　　　2．「業務に従事する場所」の欄は、2以上の場所において業務に従事している場合は、その主たるもの一つについて記載すること。
　　　　3．名称は各種法令の規定により届け出られた名称を使用すること。
　　　　4．昭和57年3月31日までに免許を取得した者は、同日現在いずれの都道府県の歯科技工士名簿に登録されていたかを備考欄に明記すること。

する場合を含む。）の手数料の額は、3千100円とする。
（登録免許税及び手数料の納付）
第4条の3　第1条の3第1項又は第3条第1項の申請書には、登録免許税の領収証書又は登録免許税の額に相当する収入印紙をはらなければならない。
2　前条第1項の申請書には、手数料の額に相当する収入印紙をはらなければならない。ただし、法第9条の2第1項に規定する指定登録機関が歯科技工士の登録の実施及びこれに関連する事務を行う場合にあつては、この限りでない。
（届出等）
第5条　法第6条第3項の厚生労働省令で定める2年ごとの年は、昭和57年を初年とする同年以後の2年ごとの各年とする。
2　法第6条第3項の規定による届出事項は、次のとおりとする。
（1）氏名、年令及び性別
（2）住所
（3）歯科技工士名簿登録番号及び登録年月日
（4）業務に従事する場所の所在地及び名称
3　前項の届出は、様式第3号によらなければならない。

第2章　試　験
（試験の公告）
第6条　試験を施行する場所及び期日並びに受験願書の提出期間は、あらかじめ、官報で公告するものとする。
（受験資格の認定申請）
第6条の2　法第14条第4号の規定による厚生労働大臣の認定を受けようとする者は、申請書に、外国の歯科技工士学校若しくは養成所を卒業し、又は外国で歯科技工士の免許を受けたことを証する書面その他の必要な書類を添えて厚生労働大臣に提出しなければならない。
（受験の手続）
第7条　試験を受けようとする者は、受験願書に次に掲げる書類を添えて厚生労働大臣に提出しなければならない。
（1）法第14条第1号又は第2号に該当する者であるときは、卒業証明書
（2）法第14条第3号に該当する者であるときは、歯科医師国家試験又は歯科医師国家試験予備試験を受けることができる者であることを証する書類

(3) 法第14条第4号に該当する者であるときは，同号に規定する厚生労働大臣の認定を受けたことを証する書類

(4) 写真(出願前6箇月以内に脱帽で正面から撮影した縦6センチメートル横4センチメートルのもので，その裏面に(シギ)の記号，撮影年月日及び氏名を記載すること.)

2 前項の受験願書は，様式第4号によるものとする.

様式第4号(第7条関係)

歯科技工士国家試験受験願書

収入印紙(消印しないこと.)						
ふりがな 氏 名			性別	男 女	受験番号	※
生年月日	明治 大正 昭和 平成	年 月 日	本籍(国籍)	(都道府県)	受験希望地	
現住所	都道府県		市群区			
	(郵便番号 －) 電話番号 ( )					
養成施設名						
最終学歴				年卒業(見込)		
受験資格 法第14条 (該当項目に○印を付けること)	資格該当項目		添付書類			
	第1号該当		卒業証明書			
	第2号該当					
	第3号該当		※ 歯科医師国家試験等を受けることができる者である旨を証する書類			
	第4号該当		厚生労働大臣による受験資格を認定する書類			
連絡先	電話番号 ( ) (内線)					

上記により，歯科技工士国家試験を受験したいので申し込みます.
平成 年 月 日
厚生労働大臣
指定試験機関代表者 殿
氏名 印

備考1 ※印欄には，記入しないこと.
2 該当する不動文字を○で囲むこと.
3 黒ボールペンを用い，かい書ではっきり記入すること.
4 指定登録機関に申請する場合には，所定の手続きにより手数料を納付し，収入印紙をはらないこと.
5 卒業証明書については，学校・養成所の長の発行に係るものであること.
6 ※の書類については，①大学等卒業証明書，②実地修練終了証明書，③厚生労働大臣による歯科医師国家試験の受験資格を認定する書類等とし，①②についてはそれぞれ学校・実地修練実施施設の長の発行に係るものであること.
7 氏名については，記名押印又は署名のいずれかにより記載すること.
8 用紙の大きさは，日本工業規格A列4番とすること.

(試験の科目)
第8条 試験の科目は，次のとおりとする.

学説試験 歯科理工学
歯の解剖学
顎口腔機能学
有床義歯技工学
歯冠修復技工学
矯正歯科技工学
小児歯科技工学
関係法規

実地試験 歯科技工実技

(合格証書)
第9条 厚生労働大臣は，試験に合格した者に合格証書を交付するものとする.

(合格証明書の交付及び手数料)
第10条 試験に合格した者は，厚生労働大臣に合格証明書の交付を申請することができる.

2 前項の申請をする場合には，手数料として2千950円を国

に納めなければならない.

(手数料の納入方法)
第11条 第7条第1項又は前条第1項の出願又は申請をする場合には，手数料の額に相当する収入印紙を受験願書又は申請書にはらなければならない.

(規定の適用等)
第11条の2 法第15条の3第1項に規定する指定試験機関(以下この条において「指定試験機関」という.)が試験の実施に関する事務を行う場合における第7条第1項，第9条及び第10条の規定の適用については，第7条第1項中「厚生労働大臣に」とあるのは「法第15条の3第1項に規定する指定試験機関(第9条及び第10条において「指定試験機関」という.)に」と，第9条及び第10条中「厚生労働大臣」とあり，及び「国」とあるのは，「指定試験機関」とする.

2 前項の規定により読み替えて適用する第10条第2項の規定により指定試験機関に納められた手数料は，指定試験機関の収入とする.

3 第1項に規定する場合においては，前条の規定は適用しない.

第3章 指示書及び歯科技工所
(指示書)
第12条 法第18条の規定による指示書の記載事項は，次の通りとする.
(1) 患者の氏名
(2) 設計
(3) 作成の方法
(4) 使用材料
(5) 発行の年月日
(6) 発行した歯科医師の氏名及び当該歯科医師の勤務する病院又は診療所の所在地
(7) 当該指示書による歯科技工が行われる場所が歯科技工所であるときは，その名称及び所在地

(届出事項)
第13条 法第21条第1項前段の規定により届け出なければならない事項は，次の通りとする.
(1) 開設者の住所及び氏名(法人であるときは，その名称及び主たる事務所の所在地)
(2) 開設の年月日
(3) 名称
(4) 開設の場所
(5) 管理者の住所及び氏名
(6) 業務に従事する者の氏名並びに当該者が第4号に掲げる場所以外の場所において，電子計算機を用いた情報処理による，特定人に対する歯科医療の用に供する補てつ物，充てん物又は矯正装置の設計及びこれに付随する業務を行う場合は，その旨及び当該者の連絡先
(7) 構造設備の概要及び平面図

2 法第21条第1項後段の規定により届け出なければならない事項は，前項第1号及び第3号から第7号までに掲げる事項とする.

(歯科技工所の構造設備基準)
第13条の2 法第二十四条に規定する歯科技工所の構造設備は，次の各号に掲げる基準のいずれにも適合するものでなければならない.
(1) 歯科技工を行うのに必要な設備及び器具等を備えていること.
(2) 歯科技工を円滑かつ適切に行うのに支障のないよう設備

歯科技工士法施行規則

及び器具等が整備及び配置されており，かつ，清掃及び保守が容易に実施できるものであること．

(3) 手洗設備を有すること．

(4) 常時居住する場所及び不潔な場所から明確に区分されていること．

(5) 安全上及び防火上支障がないよう機器を配置でき，かつ，十平方メートル以上の面積を有すること．

(6) 照明及び換気が適切であること．

(7) 床は，板張り，コンクリート又はこれらに準ずるものであること．ただし，歯科技工作業の性質上やむを得ないと認められる場合は，この限りではない．

(8) 出入口及び窓は，閉鎖できるものであること．

(9) 防じん，防湿，防虫又は防そのための設備を有すること．

(10) 廃水及び廃棄物の処理に要する設備及び器具を備えていること．

(11) 歯科技工に伴って生じるじんあい又は微生物による汚染を防止するのに必要な構造及び設備を有すること．

(12) 歯科技工に使用される原料，材料，中間物等を衛生的にかつ安全に貯蔵するために必要な設備を有すること．

(13) 前条第1項第4号に掲げる場所以外の場所において，電子計算機を用いた情報処理による，特定人に対する歯科医療の用に供する補てつ物，充てん物又は矯正装置の設計及びこれに付随する業務を行う者がいる場合は，個人情報の適切な管理のための特段の措置を講じていること．

なお，「歯科技工を行うために必要な設備及び器具等」は次のとおりであること．

防音装置，防火装置，消火器，照明設備，空調設備，給排水設備，石膏トラップ，空気清浄機，換気扇，技工用実体顕微鏡（マイクロスコープ），電気掃除機，分別ダストボックス，防塵用マスク，模型整理棚，書籍棚，救急箱，吸塵装置（室外排気が望ましい），歯科技工用作業台，材料保管棚（保管庫），薬品保管庫

（吏員の身分証明証）

第14条　法第27条第2項に規定する証明書は，様式第5号による．

様式第5号　（第14条関係）

（表面）

第　　　号

歯科技工士法第27条第2項の規定による身分証明書

氏　名

年　月　日生

年　月　日発行

都道府県（保健所設置市又は特別区）　　印

写真

（裏面）

歯科技工士法（昭和30年法律第168号）抜すい

第27条　都道府県知事は，必要があると認めるときは，歯科技工所の開設者若しくは管理者に対し，必要な報告を命じ，又は当該吏員に，歯科技工所に立ち入り，その清潔保持の状況，構造設備若しくは指示書その他の帳簿書類を検査させることができる．

2　前項の規定によって立入検査をする当該吏員は，その身分を示す証明書を携帯し，かつ，関係人の請求があるときは，これを提示しなければならない．

3　第1項の規定による権限は，犯罪

捜査のために認められたものと解してはならない．

第32条　次の各号のいずれかに該当する者は，30万円以下の罰金に処する．

四　第27条第1項の規定による報告を怠り，若しくは虚偽の報告をし，又は当該吏員の検査を拒み，妨げ，若しくは忌避した者

注　保健所を設置する市又は特別区にあっては，歯科技工士法第21条第1項の規定により，前記都道府県知事の権限は市長又は区長が行うこととなっている．

第4章　雑　則

（記録の作成及び保存）

第15条　歯科技工士は，その業務を行った場合には，その記録を作成して3年間これを保存するものとする．

歯科技工士学校養成所指定規則（昭和31年文部科学厚生労働省令3号）

（この省令の趣旨）

第1条 歯科技工士法（昭和30年法律第168号）第14条第1号又は第2号の規定に基づく歯科技工士学校又は歯科技工士養成所（以下「学校養成所」という。）の指定に関しては，歯科技工士法施行令（昭和30年政令228号．以下「令」という。）に定めるもののほか，この省令の定めるところによる．

2 前項の歯科技工士学校とは，学校教育法（昭和22年法律第26号）第1条に規定する学校及びこれに付設される同法第124条に規定する専修学校又は同法第134条第1項に規定する各種学校をいう．

（指定基準）

第2条 令第9条第1項の主務省令で定める基準は，次のとおりとする．

(1) 入学又は入所資格は，学校教育法第90条第1項に掲げるもの（歯科技工士法第14条第1号に規定する文部科学大臣の指定を受けようとする学校が大学である場合において，当該大学が学校教育法第90条第2項の規定により同項に規定する者を当該大学に入学させる場合を含む．）であること．

(2) 修業年限は，2年以上であること．

(3) 教育の内容は，別表に定めるもの以上であること．

(4) 別表に掲げる各教育内容を教授するために適当な数の教員を有し，かつ，そのうち3人以上は歯科医師又は歯科技工士である専任教員であること．

(5) 学生又は生徒の定員は，1学級10人以上35人以内であること．

別表（第2条関係）

教育内容		単位数
基礎分野	科学的思考の基盤 人間と生活	5
専門基礎分野	歯科技工と歯科医療	3
	歯・口腔の構造と機能	7
	歯科材料・歯科技工機器と加工技術	7
専門分野	有床義歯技工学	12
	歯冠修復技工学	13
	矯正歯科技工学	2
	小児歯科技工学	2
	歯科技工実習	11
合　計		62

備　考

1　単位の計算方法は，大学設置基準（昭和31年文部省令第28号）第21条第2項の規定の例による．

2　歯・口腔の構造と機能，歯科材料・歯科技工機器と加工技術，有床義歯技工学，歯冠修復技工学，矯正歯科技工学及び小児歯科技工学の教育については，基礎実習教育を含む．

3　歯科技工実習は，少なくとも，学生又は生徒10人に対し1人の割合の歯科医師又は歯科技工士によって教育するものとする．

(6) 同時に授業を行う学級の数を下らない数の専用の普通教室を有すること．

(7) 基礎実習室，歯科技工実習室及び歯科理工学検査室を有すること．

(8) 教育上必要な機械器具，標本，模型及び図書を有すること．

(9) 管理及び維持経営の方法が確実であること．

（指定に関する報告事項）

第2条の2 令第9条第2項の主務省令で定める事項は，次に掲げる事項（国の設置する歯科技工士養成所にあっては，第1号に掲げる事項を除く．）とする．

(1) 設置者の氏名及び住所（法人にあっては，名称及び主たる事務所の所在地）

(2) 名称

(3) 位置

(4) 指定をした年月日及び設置年月日（設置されていない場合にあっては，設置予定年月日）

(5) 学則（修業年限及び生徒の定員に関する事項に限る．）

(6) 長の氏名

（指定の申請書の記載事項等）

第3条 令第10条の申請書には，次に掲げる事項（地方公共団体（地方独立行政法人法（平成15年法律第118号）第68条第1項に規定する公立大学法人を含む．）の設置する学校養成所にあっては，第9号に掲げる事項を除く．）を記載しなければならない．

(1) 設置者の氏名及び住所（法人にあっては，名称及び主たる事務所の所在地）

(2) 名　称

(3) 位　置

(4) 設置年月日

(5) 学　則

(6) 長の氏名

(7) 教員の氏名及び担当科目並びに専任又は兼任の別

(8) 校舎の各室の用途及び面積

(9) 収支予算額及び向こう2年間の財政計画

2 令第17条の規定により読み替えて適用する令第10条の書面には，前項第2号から第8号までに掲げる事項を記載しなければならない．

3 第1項の申請書又は前項の書面には，次に掲げる書類を添えなければならない．

(1) 長及び教員の履歴書

(2) 校舎の配置図及び平面図

(3) 教授用及び実習用の機械器具，標本，模型及び図書の目録

（変更の承認又は届出を要する事項）

第4条 令第11条第1項（令第17条の規定により読み替えて適用する場合を含む．）の主務省令で定める事項は，前条第1項第5号に掲げる事項（修業年限，教育課程及び学生又は生徒の定員に関する事項に限る．）又は同項第8号に掲げる事項とする．

2 令第11条第2項（令第17条の規定により読み替えて適用する場合を含む．）の主務省令で定める事項は，前条第1項第1号から第3号までに掲げる事項又は同項第5号に掲げる事項（修業年限，教育課程及び学生又は生徒の定員に関する事項を除く．）とする．

歯科技工士学校養成所指定規則

（変更の承認又は届出に関する報告）

第4条の2 令第11条第3項（令第17条の規定により読み替えて適用する場合を含む.）の規定による報告は，毎年5月31日までに，次に掲げる事項について，それぞれ当該各号に掲げる期間に係るものを取りまとめて，厚生労働大臣に報告するものとする.

(1) 変更の承認に係る事項（第3条第1項第8号に掲げる事項を除く.）当該年の前年の4月1日から当該年の3月31日までの期間

(2) 変更の届出又は通知に係る事項　当該年の前年の5月1日から当該年の4月30日までの期間

（報告を要する事項）

第5条 令第12条第1項（令第17条の規定により読み替えて適用する場合を含む.）の主務省令で定める事項は，次のとおりとする.

(1) 当該学年度の学年別の学生又は生徒の数

(2) 前学年度の卒業者数

(3) 前学年度における教育実施状況の概要

(4) 前学年度における経営の状況及び収支決算

2　令第12条第2項（令第17条の規定により読み替えて適用する場合を含む.）の主務省令で定める事項は，前項第3号及び第4号に掲げる事項とする.

（指定の取消しに関する報告事項）

第5条の2 令第15条第2項の主務省令で定める事項は，次に掲げる事項（国の設置する歯科技工士養成所にあっては，第1号に掲げる事項を除く.）とする.

(1) 設置者の氏名及び住所（法人にあっては，名称及び主たる事務所の所在地）

(2) 名称

(3) 位置

(4) 指定を取り消した年月日

(5) 指定を取り消した理由

（指定取消しの申請書等の記載事項）

第6条 令第16条の申請書又は令第17条の規定により読み替えて適用する令第16条の書面には，次に掲げる事項を記載しなければならない.

(1) 指定の取消しを受けようとする理由

(2) 指定の取消しを受けようとする予定期日

(3) 在学中の学生又は生徒があるときは，その措置

指定登録機関，指定試験機関が事務を行う場合の読替規定まとめ

歯科技工士法
歯科技工法第9条の6第1項
　指定登録機関が登録事務を行う場合における第5条及び第6条第2項（第8条第3項において準用する場合を含む．）の規定の適用については，第5条中「厚生労働省」とあるのは「指定登録機関」と，第6条第2項中「厚生労働大臣」とあるのは「指定登録機関」と，「免許を与えたときは，歯科技工士免許証（以下「免許証」という．）」とあるのは「前項の規定による登録をしたときは，当該登録に係る者に歯科技工士免許証明書」とする．

元条文	読替後の条文
第5条	
厚生労働省に歯科技工士名簿を備え，免許に関する事項を登録する．	指定登録機関に歯科技工士名簿を備え，免許に関する事項を登録する．
第6条第2項	
厚生労働大臣は，免許を与えたときは，歯科技工士免許証（以下「免許証」という．）を交付する．	指定登録機関は，前項の規定による登録をしたときは，当該登録に係る者に歯科技工士免許証明書を交付する．

歯科技工士法第15条の6第2項
　2　前項に定めるもののほか，指定試験機関が試験事務を行う場合における第15条及び第15条の2第1項の規定の適用については，第15条第1項中「その受験を停止させ，又はその試験」とあるのは「その試験」と，同条第2項中「前項」とあるのは「前項又は第15条の6第1項」と，第15条の2第1項中「国」とあるのは「指定試験機関」とする．

元条文	読替後の条文
第15条	
厚生労働大臣は，試験に関して不正の行為があった場合には，その不正行為に関係のある者に対しては，その受験を停止させ，又はその試験を無効とすることができる． 　2　厚生労働大臣は，前項の規定による処分を受けた者に対し，期間を定めて試験を受けることができないものとすることができる．	厚生労働大臣は，試験に関して不正の行為があった場合には，その不正行為に関係のある者に対しては，その試験を無効とすることができる． 　2　厚生労働大臣は，前項又は第15条の6第1項の規定による処分を受けた者に対し，期間を定めて試験を受けることができないものとすることができる．
第15条の2第1項	
試験を受けようとする者は，実費を勘案して政令で定める額の受験手数料を国に納付しなければならない．	試験を受けようとする者は，実費を勘案して政令で定める額の受験手数料を指定試験機関に納付しなければならない．

歯科技工士法施行令

歯科技工法施行令第7条の2第1項

　法第9条の2第1項に規定する指定登録機関（次項において「指定登録機関」という.）が同項に規定する登録事務（次項において「登録事務」という.）を行う場合における第1条の2，第3条第2項，第4条第1項，第5条，第6条（第3項を除く.）及び前条の規定の適用については，第1条の2中「住所地の都道府県知事を経由して，これを厚生労働大臣」とあるのは「これを法第9条の2第1項に規定する指定登録機関（以下「指定登録機関」という.）」と，第3条第2項，第5条第2項及び第6条第5項中「住所地の都道府県知事を経由して，これを厚生労働大臣」とあるのは「これを指定登録機関」と，第4条第1項及び第6条第2項中「住所地の都道府県知事を経由して，申請書を厚生労働大臣」とあるのは「申請書を指定登録機関」と，第5条の見出し，第6条の見出し並びに同条第1項，第4項及び第5項並びに前条の見出し中「免許証」とあるのは「免許証明書」と，第5条第1項中「歯科技工士免許証（以下「免許証」という.）」とあるのは「免許証明書」と，「免許証の」とあるのは「免許証明書の」と，前条中「住所地の都道府県知事を経由して，免許証を厚生労働大臣」とあるのは「免許証明書を指定登録機関」とする.

元条文	読替後の条文
第1条の2	
歯科技工士の免許を受けようとする者は，申請書に厚生労働省令で定める書類を添え，住所地の都道府県知事を経由して，これを厚生労働大臣に提出しなければならない.	歯科技工士の免許を受けようとする者は，申請書に厚生労働省令で定める書類を添え，これを法第9条の2第1項に規定する指定登録機関（以下「指定登録機関」という.）に提出しなければならない.
第3条第2項	
前項の申請をするには，申請書に申請の原因たる事実を証する書類を添え，住所地の都道府県知事を経由して，これを厚生労働大臣に提出しなければならない.	前項の申請をするには，申請書に申請の原因たる事実を証する書類を添え，これを指定登録機関に提出しなければならない.
第4条第1項	
名簿の登録の消除を申請するには，住所地の都道府県知事を経由して，申請書を厚生労働大臣に提出しなければならない.	名簿の登録の消除を申請するには，申請書を指定登録機関に提出しなければならない.
第5条	
（免許証の書換交付） 　歯科技工士は，歯科技工士免許証（以下「免許証」という.）の記載事項に変更を生じたときは，免許証の書換交付を申請することができる. 　2　前項の申請をするには，申請書に申請の原因たる事実を証する書類を添え，住所地の都道府県知事を経由して，これを厚生労働大臣に提出しなければならない.	（免許証明書の書換交付） 　歯科技工士は，免許証明書の記載事項に変更を生じたときは，免許証明書の書換交付を申請することができる. 　2　前項の申請をするには，申請書に申請の原因たる事実を証する書類を添え，これを指定登録機関に提出しなければならない.
第6条（第3項を除く.）	
（免許証の再交付） 　歯科技工士は，免許証を破り，汚し，又は失ったときは，免許証の再交付を申請することができる.	（免許証明書の再交付） 　歯科技工士は，免許証明書を破り，汚し，又は失ったときは，免許証明書の再交付を申請することができる.

2 前項の申請をするには，<u>住所地の都道府県知事を経由して，申請書を厚生労働大臣</u>に提出しなければならない．	2 前項の申請をするには，<u>申請書を指定登録機関</u>に提出しなければならない．
3 （略）	3 （略）
4 <u>免許証</u>を破り，又は汚した歯科技工士が第1項の申請をする場合には，申請書にその<u>免許証</u>を添えなければならない．	4 <u>免許証明書</u>を破り，又は汚した歯科技工士が第1項の申請をする場合には，申請書にその<u>免許証明書</u>を添えなければならない．
5 歯科技工士は，<u>免許証</u>の再交付を受けた後，失った<u>免許証</u>を発見したときは，5日以内に，<u>住所地の都道府県知事を経由して</u>，これを厚生労働大臣に返納しなければならない．	5 歯科技工士は，<u>免許証明書</u>の再交付を受けた後，失った免許証明書を発見したときは，5日以内に，<u>これを指定登録機関</u>に返納しなければならない．
第7条	
（免許証の返納） 　歯科技工士は，名簿の登録の消除を申請するときは，<u>住所地の都道府県知事を経由して，免許証を厚生労働大臣</u>に返納しなければならない．第4条第2項の規定により名簿の登録の消除を申請する者についても，同様とする． 　2 歯科技工士は，免許を取り消されたときは，5日以内に，<u>住所地の都道府県知事を経由して，免許証を厚生労働大臣</u>に返納しなければならない．	（免許証明書の返納） 　歯科技工士は，名簿の登録の消除を申請するときは，<u>免許証明書を指定登録機関</u>に返納しなければならない．第4条第2項の規定により名簿の登録の消除を申請する者についても，同様とする． 　2 歯科技工士は，免許を取り消されたときは，5日以内に，<u>免許証明書を指定登録機関</u>に返納しなければならない．

歯科技工士法施行規則

<u>歯科技工法施行規則第11条の2第1項</u>

　法第15条の3第1項に規定する指定試験機関（以下この条において「指定試験機関」という．）が試験の実施に関する事務を行う場合における第7条第1項，第9条及び第10条の規定の適用については，第7条第1項中「厚生労働大臣に」とあるのは「法第15条の3第1項に規定する指定試験機関（第9条及び第10条において「指定試験機関」という．）に」と，第9条及び第10条中「厚生労働大臣」とあり，及び「国」とあるのは，「指定試験機関」とする．

元条文	読替後の条文
第7条第1項	
試験を受けようとする者は，受験願書に次に掲げる書類を添えて<u>厚生労働大臣</u>に提出しなければならない．	試験を受けようとする者は，受験願書に次に掲げる書類を添えて<u>法第15条の3第1項に規定する指定試験機関（第9条及び第10条において「指定試験機関」という．）</u>に提出しなければならない．
第9条	
<u>厚生労働大臣</u>は，試験に合格した者に合格証書を交付するものとする．	<u>指定試験機関</u>は，試験に合格した者に合格証書を交付するものとする．
第10条	
試験に合格した者は，<u>厚生労働大臣</u>に合格証明書の交付を申請することができる． 　2 前項の申請をする場合には，手数料として2千950円を<u>国</u>に納めなければならない．	試験に合格した者は，<u>指定試験機関</u>に合格証明書の交付を申請することができる． 　2 前項の申請をする場合には，手数料として2千950円を<u>指定試験機関</u>に納めなければならない．

☑ チェック項目リスト（五十音順索引）

歯科技工と歯科医療

◇参考文献一覧

1）笹本正次郎：歯科技工関係法規．医歯薬出版，東京，1983.
2）菅野耕毅ほか：歯科技工士教本/歯科技工士関係法規．医歯薬出版，東京，1994.
3）菅野耕毅ほか：医事法学概論．第2版，医歯薬出版，東京，2004.
4）石井拓男ほか：新歯科技工士教本/歯科技工士関係法規．医歯薬出版，東京，2007.
5）五味文彦ほか：中学校社会科教科書/あたらしい社会　公民．東京書籍，東京，2013.
6）全国歯科技工士教育協議会：最新歯科技工士教本　歯科技工管理学．医歯薬出版，東京，2017.
7）厚生労働統計協会編：厚生の指標増刊　国民衛生の動向　2019/2020．第66巻第9号，2018.
8）石井拓男ほか：スタンダード社会歯科学　第7版．学建書院，東京，2018.

新・要点チェック　歯科技工士国家試験対策 1　新出題基準準拠
歯科技工と歯科医療
歯科技工管理学　　　　　　　　　　　　　　　ISBN978-4-263-43081-1

2020 年 5 月 10 日　第 1 版第 1 刷発行
2023 年 3 月 20 日　第 1 版第 2 刷発行

　　　　　　　　　　　　　　　　編　者　関　西　北　陸　地　区
　　　　　　　　　　　　　　　　　　　　歯科技工士学校連絡協議会
　　　　　　　　　　　　　　　　発行者　白　　石　　泰　　夫
　　　　　　　　　　　　発行所　医歯薬出版株式会社

　　　　　　　　　　　　　〒 113-8612　東京都文京区本駒込 1-7-10
　　　　　　　　　　　　　TEL.（03）5395-7638（編集）・7630（販売）
　　　　　　　　　　　　　FAX.（03）5395-7639（編集）・7633（販売）
　　　　　　　　　　　　　https://www.ishiyaku.co.jp/
　　　　　　　　　　　　　郵便振替番号　00190-5-13816

　　乱丁，落丁の際はお取り替えいたします　　　　　印刷・三報社印刷／製本・皆川製本所
　　　　　　　　　© Ishiyaku Publishers, Inc., 2020. Printed in Japan